J. Schneider   A. Steinmetz
H. Kaffarnik (Hrsg.)

Hyperlipo-proteinämie

Mit 11 Abbildungen

Springer-Verlag
Berlin Heidelberg New York
London Paris Tokyo
Hong Kong Barcelona
Budapest

Professor Dr. Jürgen Schneider
Priv.-Doz. Dr. Armin Steinmetz
Professor Dr. Hans Kaffarnik

Klinikum der Philipps-Universität
Zentrum für Innere Medizin
Abt. für Endokrinologie u. Stoffwechsel
Baldingerstraße, D-3350 Marburg

ISBN 3-540-55968-X Springer-Verlag Berlin Heidelberg New York

Dieses Werk ist urheberrechtlich geschützt. Die dadurch begründeten Rechte, insbesondere die der Übersetzung, des Nachdrucks, des Vortrags, der Entnahme von Abbildungen und Tabellen, der Funksendung, der Mikroverfilmung oder der Vervielfältigung auf anderen Wegen und der Speicherung in Datenverarbeitungsanlagen, bleiben, auch bei nur auszugsweiser Verwertung, vorbehalten. Eine Vervielfältigung dieses Werkes oder von Teilen dieses Werkes ist auch im Einzelfall nur in den Grenzen der gesetzlichen Bestimmungen des Urheberrechtsgesetzes der Bundesrepublik Deutschland vom 9. September 1965 in der jeweils geltenden Fassung zulässig. Sie ist grundsätzlich vergütungspflichtig. Zuwiderhandlungen unterliegen den Strafbestimmungen des Urheberrechtsgesetzes.

© Springer-Verlag Berlin Heidelberg 1992
Printed in Germany

Die Wiedergabe von Gebrauchsnamen, Handelsnamen, Warenbezeichnungen usw. in diesem Werk berechtigt auch ohne besondere Kennzeichnung nicht zu der Annahme, daß solche Namen im Sinne der Warenzeichen- und Markenschutz-Gesetzgebung als frei zu betrachten wären und daher von jedermann benutzt werden dürften.

Produkthaftung: Für Angaben über Dosierungsanweisungen und Applikationsformen kann vom Verlag keine Gewähr übernommen werden. Derartige Angaben müssen vom jeweiligen Anwender im Einzelfall anhand anderer Literaturstellen auf ihre Richtigkeit überprüft werden.

Satz und Druck: Zechnersche Buchdruckerei, Speyer
Binden: J. Schäffer, Grünstadt

27/3145-5 4 3 2 1 0 – Gedruckt auf säurefreiem Papier

Einführung

Innerhalb weniger Jahre haben sich in der Einschätzung von Hyperlipoproteinämien als Risikofaktor für kardiovaskuläre Erkrankungen und in ihrer Behandlung in der Praxis Änderungen ergeben, die es geraten erscheinen ließen, den aktuellen Stand auf einem Fortbildungs-Symposium vorzustellen, das in Marburg bereits gute Tradition hat. Dieses Symposium fand am 25. Mai 1991 statt. Die einzelnen Vorträge werden jetzt in überarbeiteter Form im vorliegenden Band dargestellt.

Die Umorientierung weg von statistischen Grenzwerten hin zu von der Biologie diktierten Interventionsgrenzen und zu Zielvorgaben in Abhängigkeit von familiärer Belastung, vom Vorhandensein weiterer Risikofaktoren und von der Existenz oder Absenz manifester Gefäßerkrankungen beim individuellen Patienten oder Risikofaktorträger war zu begründen und in für die Praxis geeigneter Form darzulegen.

In der diätetischen Behandlung von Fettstoffwechselstörungen hebt sich die Konstanz der Empfehlungen aus berufener Quelle ab von einseitigen oder extremen Diäten und von wirtschaftlich bedingten Ernährungsvorschlägen interessierter Kreise, Vorschlägen, die von den Medien immer wieder verbreitet werden und viele Patienten und manche Ärzte verunsichern.

Die medikamentöse Therapie von primären Hypercholesterinämien hat durch die Verfügbarkeit der neuen Gruppe von HMG-CoA-Reduktasehemmern eine Bereicherung erfahren, die besonders den bisher nur unbefriedigend behandelbaren schweren Formen zugute kommt. Den therapeutischen Möglichkeiten wurde in drei verschiedenen Beiträgen Rechnung getragen. Erreichen wir in der Lipidsenkung durch eine Monotherapie nicht die Grenzen des wünschbaren Bereiches, dann kann man aus dem Spektrum der Lipidsenker synergistisch wirkende Pharmaka kombinieren. Auch die Therapie von Hypertriglyceridämien und die Anwendung von lipidsenkenden Medikamenten im Kindesalter sind nicht vergessen worden.

Schließlich war es möglich, die verschiedenen Formen der extrakorporalen LDL-Elimination und ihre Indikation vorzustellen, die der raren homozygoten Form der familiären Hypercholesterinämie und anderen konservativ nicht ausreichend behandelbaren Fällen vorbehalten bleiben.

Eine Forderung „Cholesterinsenkung für alle" wäre ebenso überzogen, wie eine ausschließliche Hochrisikostrategie (Cholesterin über 300 mg/dl), welche die überwiegende Mehrheit der Risikoträger und Patienten völlig außer acht ließe. Erst recht ist jedem problembewußten Arzt klar, daß primäre Prävention auf breiter Basis zunächst eine Änderung der Ernährungs- und Lebensgewohnheiten erfordert.

Die Organisatoren wünschen, daß dieser Verhandlungsbericht zur Versachlichung der Diskussion beiträgt und die einzelnen Teile eine Hilfestellung bei der Risikoeinschätzung und beim Erstellen von Behandlungsplänen bieten.

Die erforderliche Unterstützung haben wir dankenswerterweise von der Firma Bristol-Myers Squibb erhalten.

J. SCHNEIDER
A. STEINMETZ
H. KAFFARNIK

Inhaltsverzeichnis

Behandlung von Fettstoffwechselstörungen: Wann? Warum?
(A. Steinmetz) 1

Diätetische Behandlung von Fettstoffwechselstörungen
(G. Wolfram) 19

Therapie mit systemisch wirkenden Lipidsenkern
(J. Schneider) 25

CSE-Hemmer: Besitzen Hydrophilie oder Lipophilie
dieser Substanzen eine klinische Relevanz?
(H. G. Dammann) 33

Nicht-systemische Lipidsenker und Kombinationsbehandlung.
Therapie im Kindesalter
(H. Kaffarnik, K. Ehlenz und J. Schäfer) 43

Extrakorporale LDL-Elimination
(Ch. Keller) 53

Mitarbeiterverzeichnis

DAMMANN, H. G., Prof. Dr.
Medizinische Klinik des Krankenhauses Bethanien,
Martinistraße 44–46, 2000 Hamburg 20

ELENZ, K., Dr.
Zentrum Innere Medizin der Philipps-Universität Marburg,
Abteilung für Endokrinologie und Stoffwechsel, Baldingerstraße,
3550 Marburg

KAFFARNIK, H., Prof. Dr.
Zentrum Innere Medizin der Philipps-Universität Marburg,
Abteilung für Endokrinologie und Stoffwechsel, Baldingerstraße,
3550 Marburg

KELLER, CH., Prof. Dr.
Medizinische Poliklinik der Universität München,
Pettenkoferstraße 8a, 8000 München 2

SCHÄFER, J., Dr.
Zentrum Innere Medizin der Philipps-Universität Marburg,
Abteilung für Endokrinologie und Stoffwechsel, Baldingerstraße,
3550 Marburg

SCHNEIDER, J., Prof. Dr.
Zentrum Innere Medizin der Philipps-Universität Marburg,
Abteilung für Endokrinologie und Stoffwechsel, Baldingerstraße,
3550 Marburg

STEINMETZ, A., Priv.-Doz. Dr.
Zentrum Innere Medizin der Philipps-Universität Marburg,
Abteilung für Endokrinologie und Stoffwechsel, Baldingerstraße,
3550 Marburg

WOLFRAM, G., Prof. Dr.
Institut für Ernährungswissenschaften, Technische Universität
München, Weihenstephan, 8050 Freising und Medizinische Poliklinik
der Universität München, Pettenkoferstraße 8a, 8000 München 2

Behandlung von Fettstoffwechselstörungen: Wann? Warum?

A. STEINMETZ

Einleitung

Krankhafte Störungen des Fettstoffwechsels sind heute neben erhöhtem Blutdruck, Zigarettenrauchen, positiver Familienanamnese für Herzinfarkt, Schlaganfall und arterielle Verschlußkrankheit sowie Diabetes mellitus etablierte Hauptrisikofaktoren für die Entwicklung arteriosklerotischer Gefäßerkrankungen. Krankheiten des Herzkeislaufsystems sind in der industrialisierten Welt noch immer für die Hälfte der Todesfälle verantwortlich, obwohl in mehreren Ländern sich in bezug auf die Arteriosklerose bereits eine Rückwärtsentwicklung ihrer Folgeerkrankungen abzeichnet. Diese erfreuliche Rückentwicklung geht zum großen Teil auf die Korrektur etablierter Risikofaktoren wie Einstellung der Hypertonie, Reduktion des Rauchens und auf die diätetische und medikamentöse Behandlung der Fettstoffwechselstörungen zurück.

Gesamtcholesterin, LDL- und HDL-Cholesterin

In großen epidemiologischen Studien der letzten Jahrzehnte wurde eine Fülle von Daten erhoben, die für eine kausale Beziehung zwischen Störungen im Fettstoffwechsel und der Entwicklung arteriosklerotischer Gefäßerkrankungen sprechen. Zwischenzeitlich kommt nicht nur dem Gesamtcholesterin und dem LDL-Cholesterin, sondern auch den Triglyzeriden deutliche Atherogenität zu, wogegen der HDL eher eine Schutzfunktion gegen die Entwicklung der Atherosklerose zugesprochen wird. In sehr vielen groß angelegten Studien ergab sich eine positive Korrelation zwischen Plasmacholesterinspiegeln und koronarem Risiko (21, 30, 31, 44, 54). Die umfangreichsten epidemiologischen Daten stammen aus der MRFIT-Studie (Multiple Risk Factor Inter-

---

Abkürzungen:

VLDL:	Lipoproteine sehr geringer Dichte
IDL:	Lipoproteine intermediärer Dichte
LDL:	Lipoproteine geringer Dichte
HDL:	Lipoproteine hoher Dichte
Remnants:	Abbauprodukte triglyzeridreicher Lipoproteine
Lp(a):	Lipoprotein (a)

vention Trial), in der an über 350000 Männern eine kontinuierliche Beziehung zwischen dem Serumcholesterin und der Mortalität an koronarer Herzerkrankung nachgewiesen werden konnte. Hier zeigte sich zusätzlich, daß ab Serumcholesterinspiegeln von 200 mg/dl an ein deutlicher steilerer Anstieg der Mortalität zu sehen war als unterhalb 200 mg/dl (54). Eine Untersuchung durch Autopsien konnte direkt den Nachweis einer linearen Beziehung zwischen Serumcholesterinkonzentration und der Schwere der Arteriosklerose zeigen (53).

Das Gesamtcholesterin zeigt sich im Plasma zu etwa 60 bis 70% in den LDL, zu etwa 25% in den HDL. Somit kommt der dominierenden cholesterintransportierenden LDL-Fraktion im Serum als hauptatherogenem Lipoprotein besondere Aufmerksamkeit zu. Die Überlegung zur Setzung von Grenzwerten zu Beginn einer diätetischen oder sogar medikamentösen Therapie schien sich in einigen Studien einfach zu gestalten, da sowohl in der Framingham-Studie (30, 31), der Pooling-Project-Studie (44) und einer israelitischen prospektiven Studie (21) die koronaren Mortalitätsraten bis zu einem Cholesterinspiegel von 200 mg/dl relativ konstant blieben, um sich dann deutlich ansteigend rasch, zum Beispiel bis 260 mg/dl, zu verdoppeln. Gegen einen solchen Schwelleneffekt sprachen jedoch die Daten aus der MRFIT-Studie, die ein kontinuierliches Ansteigen des koronaren Risikos mit den Serumcholesterinwerten sah (42, 54).

Die negative Korrelation zwischen Atherosklerose und HDL ist ebenfalls hinreichend dokumentiert. So konnten spätere Daten aus der Framingham-Studie nachweisen, daß zum Beispiel bei Frauen die Abnahme des HDL-Cholesterin von 65 auf 45 mg/dl mit einem sechsfachen Anstieg des Herzinfarktrisikos einherging. In bezug auf weitere etablierte Risikofaktoren wie Zigarettenrauchen und Bluthochdruck kommt es bei gleichzeitigem Vorhandensein von Fettstoffwechselstörungen nicht nur zu einem additiven, sondern zu einem potenzierenden Effekt. Verglichen mit einem Nichtraucher hat ein Raucher bei gleichem Serumcholesterinspiegel (250 mg/dl) eine um den Faktor 3 erhöhte koronare Mortalität. Das Faktum Rauchen entspricht etwa Serumcholesterinerhöhungen um 50 bis 100 mg/dl. Zwischen Serumcholesterin und arterieller Hypertonie besteht nicht nur eine lineare Beziehung, sondern es zeigt sich auch, daß für einen gegebenen Serumcholesterinspiegel Hypertoniker eine deutlich höhere koronare Mortalität besitzen als Normotoniker. Dieser konstante Unterschied zwischen Normotonikern und Hypertonikern bleibt für steigende Cholesterinspiegel erhalten bei deutlich steigendem Risiko in beiden Gruppen (54). Hieraus läßt sich ableiten, daß die Akkumulation mehrerer Risikofaktoren in einer Person zu einer erheblichen Potenzierung des Risikos führt und zu einer möglichen Akzeleration der Arteriosklerose-Entwicklung.

Stoffwechsel der Lipoproteine

Die Hauptstoffwechselwege der Lipoproteine als Träger der wasserunlöslichen Plasmalipide sind heute weitgehend bekannt. Es hat sich gezeigt, daß ihren Proteinanteilen nicht nur eine lösungsvermittelnde Funktion der Lipide im wäßrigen Milieu des Plasmas zukommen, sondern daß sie sehr wichtige spezifische Funktionen übernehmen. So werden die mit der Nahrung aufgenommenen Lipide zum großen Teil in Chylomikronen sezerniert, kommen über die Darmlymphe ins Plasma, werden nach Hydrolyse durch die Lipoproteinlipase dann mit dem Apolipoprotein E als Erkennungsfaktor irreversibel in die Leber aufgenommen. Dieser Stoffwechselweg, als Weg der exogenen (mit der Nahrung aufgenommenen) Lipide beschrieben, stellt einen Einweg dar zwischen Darm und Leber und führt zur irreversiblen Aufnahme der Chylomikronenabbauprodukte in die Leber.

Die Leber ihrerseits kann wiederum selbst Lipide synthetisieren (endogene Lipide) und sezerniert sie in Form von VLDL ins Plasma. Abbildung 1 gibt den Stoffwechselweg der VLDL mit der Umwandlung in LDL wieder.

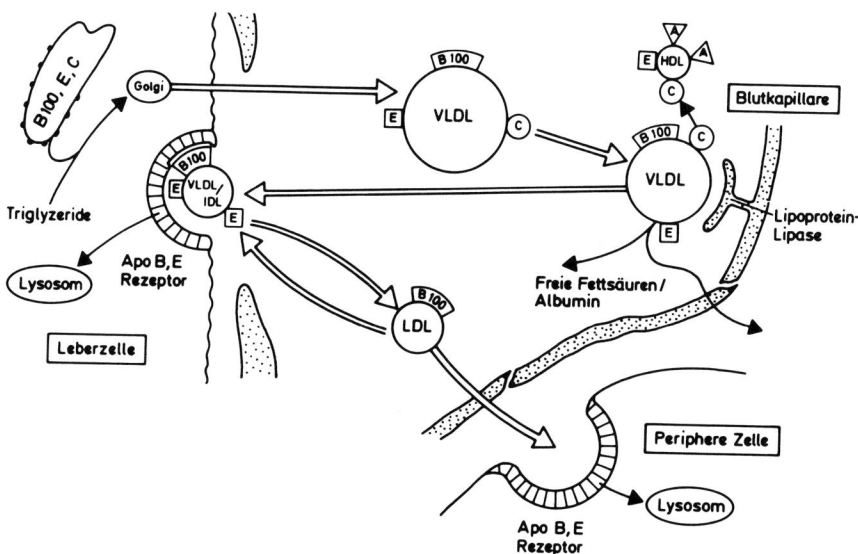

Abb. 1. VLDL-LDL-Stoffwechselweg. Die VLDL werden als Träger der endogenen Lipide in der Leber synthetisiert und in der Peripherie (und eventuell erneut durch Leberkontakte) zu LDL umgewandelt. LDL steht dann sowohl peripheren Geweben als auch der Leber als Cholesterinlieferant zur Verfügung

Die aus der Leber sezernierte VLDL kommt an den Blutkapillaren in Kontakt mit der Lipoproteinlipase, die Teile der Triglyzeride aus den Partikeln heraushydrolysiert und sie als freie Fettsäuren ins Plasma freisetzt. Die so entstehenden VLDL-Remnants werden dann auf noch nicht ganz geklärte

Weise in LDL umgewandelt, wahrscheinlich über einen Kontakt mit der Leberoberfläche. Während dieses gesamten Prozesses kommt es zum Austausch von Apoproteinen zwischen der VLDL und der HDL. Die genauen quantitativen Daten hierüber sind noch nicht schlüssig. Einmal gebildetes LDL kann dann sowohl peripheren Zellen als Cholesterinlieferant zur Verfügung stehen als auch selbst zu etwa 60 bis 70% wieder durch die Leber metabolisiert werden. Die Leber selbst stellt also einen Hauptregulator für die Höhe des LDL-Cholesterinspiegels dar.

Abbildung 2 gibt einen weiteren wichtigen Stoffwechselweg wieder, der sich als Cholesterinrücktransport eingeprägt hat. Da menschliche Körperzellen zwar in der Lage sind, Cholesterin zu synthetisieren, nicht jedoch abzu-

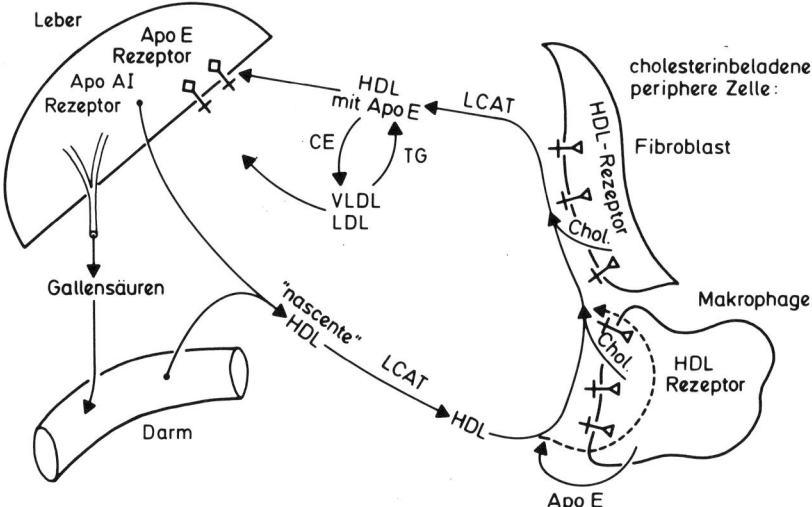

Abb. 2. Schematische Darstellung des HDL-Stoffwechselwegs unter besonderer Berücksichtigung des Cholesterinrücktransports. HDL wird sowohl in der Leber als auch im Darm gebildet und interagiert dann mit peripheren Zellen, die zur Abgabe von Cholesterin einen HDL-Rezeptor exprimieren. Als Nettoeffekt resultiert ein Cholesterinausstrom aus diesen Zellen. Der genaue Rücktransport dieses ausgeströmten Cholesterins zur Leber ist noch nicht sicher geklärt. Näheres s. Text

bauen, sind sie gezwungen, im Stoffwechsel anfallendes Cholesterin zur Leber zu transportieren. Diese stellt das einzige Organ dar, das hauptsächlich über die Bildung von Gallensäuren Cholesterin aus dem Körper entfernt. Dieser Rücktransport von Cholesterin von peripheren Zellen in die Leber ist als Cholesterinrücktransport zwischenzeitlich etabliert. Wie in Abbildung 1 bereits dargestellt, wird ein großer Teil der LDL selbst wieder in der Leber metabolisiert, so daß der Cholesterinrücktransportweg durch HDL eine Ergänzung des Rücktransports durch LDL darstellt. Wie Abbildung 2 verdeutlicht, wird die HDL sowohl in der Leber als auch im Darm gebildet, kommt dann im Plasma mit dem Enzym Lecitin-Cholesterin-Azyltransferase in Kontakt, die dann durch Einlagerung von Cholesterinestern aus den anfänglich scheibenförmigen Strukturen kugelige Gebilde herstellt. Diese Gebilde sind dann in der Lage, mit peripheren Zellen, die bei hohem Cholesteringehalt einen HDL-Rezeptor exprimieren, zu interagieren mit dem Effekt des Cholesterinausstroms. Dieses aus den Zellen herausgelöste Cholesterin kann dann auf noch nicht ganz bekannte Weise zur Leber zurücktransportiert werden. Wahrscheinlich ist nicht die gesamte HDL-Fraktion an diesem Rücktransport beteiligt, sondern lediglich Unterfraktionen bzw. einzelne Apolipoproteine der HDL. Dieser Cholesterinrücktransport spielt offensichtlich eine wesentliche Rolle als Schutzmechanismus vor Atheroskleroseentwicklung und läßt den Analogschluß zu, daß niedrige HDL-Cholesterinwerte im Plasma, bis auf Ausnahmefälle, eine verminderte Cholesterinrücktransportfunktion widerspiegeln. In der Zwischenzeit ist eine ganze Reihe von Zuständen bekannt, die mit niedrigem HDL-Cholesterin einhergehen (s. Tabelle 1).

Tabelle 1. Faktoren, die zu niedrigem HDL-Cholesterin prädisponieren

1. Übergewichtigkeit
2. Bewegungsmangel
3. Zigarettenrauchen
4. männliches Geschlecht nach der Pubertät
5. Androgene
6. weiße Rasse
7. genetische Strukturvarianten des Apolipoproteins Al
8. weitere, noch unbekannte genetische Faktoren
9. erhöhte Triglyzeride

Lipoprotein Lp(a) als neuer Atherosklerose-Risikofaktor

Lp(a), Lipoprotein-Antigen, wurde von Berg 1963 (9) als genetische Variante des Low Density Lipoproteins (LDL) entdeckt. Es zeigte sich in seiner Lipidzusammensetzung und dem Apoproteingehalt den LDL sehr ähnlich, enthielt aber als zusätzliche Komponente ein kohlenhydratreiches Protein (Apo (a)-Antigen). Später wurde ein Größenpolymorphismus des Apolipoproteins (a) beim Menschen durch Utermann et al. (57) beschrieben und gezeigt, daß die Größe des Apo(a)-Moleküls umgekehrt proportional zur Plasma-Lp(a)-Konzentration ist. Gleichzeitig fiel McLean et al. (41) auf, daß Apo(a) homolog zum Plasminogen ist. Hieraus wird heute die Struktur postuliert, die in Abbildung 3 dargestellt ist: die Zusammensetzung des Lp(a) aus einem LDL-ähnlichen Molekül, an das über eine Disulfidbrücke das Plasminogen-homologe Apo(a) gebunden ist. Es gab Mitte der 70er Jahre erste klinische Hinweise für eine Assoziation zwischen dem Vorhandensein von Lp(a) im Plasma und dem Auftreten vorzeitiger koronarer Herzerkrankung (19). Obwohl bis heute keine eindeutige physiologische Funktion des Lp(a) bekannt ist, gibt es eine Reihe von Arbeiten, die zu erklären versuchen, über welchen Anteil des Lp(a), den LDL-ähnlichen Lipoproteinanteil, den Plasminogen-ho-

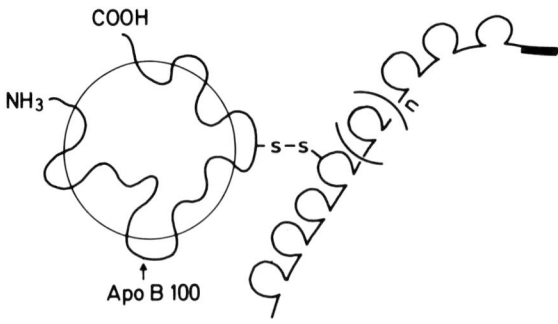

Abb. 3. Schema des Lipoproteins Lp(a). Lp(a) ist zusammengesetzt aus einer LDL-ähnlichen Partikel, an die, wahrscheinlich über Disulfidbrücken, eine plasminogenhomologe Struktur, das Apo (a) gekoppelt ist

mologen (a)-Anteil oder über beide dieses außergewöhnliche Lipoprotein seine Atherogenität ausübt (15, 51, 58). Eine Reihe epidemiologischer Untersuchungen konnte eine positive Assoziation zwischen Plasma-Lp(a)-Spiegeln und koronarer Herzerkrankung bzw. Schlaganfall nach- weisen (19, 20, 32, 33, 45, 61–63). Dies sind jedoch retrospektive Studien, die die Frage nicht beantworten konnten, ob es sich bei dieser Assoziation nicht lediglich um eine Lp(a)-Erhöhung, z.B. als eine mögliche Folge der koronaren Herzerkrankung handelte.

Grenzwerte für Lp(a)-Spiegel

Höfler et al. (27) konnten nachweisen, daß der einzige Lipidparameter, der junge Männer mit und ohne Familiengeschichte für vorzeitige Koronarerkrankung unterschied, Lp(a) war, wobei ein Grenzwert bei 25 mg/dl angesetzt wurde. In einer kürzlich veröffentlichten Studie konnten Sandkamp et al. (49) zeigen, daß bei jungen Myocardinfarkt-Patienten gegenüber koronar gesunden Personen Lp(a) einen der besten Diskriminatoren darstellt. Die von Dahlen et al. (20) analysierten 307 Patienten nach Koronarangiographie zeigten, daß Lp(a)-Werte über 30 mg/dl einen Hauptrisikofaktor bilden, der in seiner Wertigkeit an hohe LDL- bzw. niedrige HDL-Werte heranreicht. Dies traf insbesondere für Patienten unter 50 Jahren zu. Zudem hatten bereits Armstrong et al. (5) gezeigt, daß das relative Risiko, einen Myocardinfarkt zu erleiden, signifikant bei den Patienten ansteigt, die sowohl erhöhte Plasma Lp(a)- als auch erhöhte Plasma LDL-Konzentrationen hatten. In einer noch sehr kleinen prospektiven 'case-control' Studie aus Göteborg konnten Rosengren et al. (47) zeigen, daß neben dem Rauchen die genetisch determinierte Lp(a)-Konzentration einen Hauptrisikofaktor für die Entwicklung eines Myokardinfarktes darstellt.

Bedeutung hoher Lp(a)-Spiegel

Etwa 40% der Gesamtplasmaspiegelvariabilität des Lp(a) sind durch den Größenpolymorphismus erklärt. Eine Reihe weiterer Einflüsse auf den Lp(a)-Spiegel sind mittlerweile etabliert. Den größten bisher nachgewiesenen Effekt haben Defekte im LDL-Rezeptorgen. Hier konnte gezeigt werden, daß Patienten, heterozygot für die familiäre Hypercholesterinämie (FH), die ein mutiertes LDL-Rezeptorallel tragen, im Durchschnitt eine dreifache Erhöhung der Lp(a)-Konzentration im Plasma zeigen, wobei die Erhöhung für jede Isoform etwa gleich ist. Der Mechanismus, der hinter diesem multiplikativen Effekt steht, ist ebenfalls noch nicht bekannt, jedoch haben heterozygote FH-Patienten besonders hohe Lp(a)-Spiegel (59). FH-Patienten an sich haben bereis ein stark erhöhtes Risiko, eine vorzeitige koronare Herzerkrankung zu erleiden; dennoch variiert die klinische Manifestation erheblich zwischen den Individuen. Lp(a)-Spiegel könnten einer der Faktoren sein, die die unterschiedliche phänotypische Ausprägung der Atherosklerose bei FH-Patienten mitbedingen. Tatsächlich konnte in einer Studie von über mehr als 100 heterozygoten FH-Patienten nachgewiesen werden, daß Patienten mit koronarer Herzerkrankung eine signifikant höhere Frequenz an niedrigmolekularen Apo(a)-Isoformen und konsequenterweise erheblich höhere Lp(a)-Plasma-Spiegel aufweisen als FH-Patienten ohne koronare Herzerkrankung. Genaue Analysen dieser Patientengruppe zeigten, daß Lp(a)-Spiegel die besten Unterscheidungsmerkmale waren zwischen FH-Patienten mit und ohne koronare Herzerkrankung (52).

Patienten mit eingeschränkter Nierenfunktion zeigten ebenfalls gegenüber einer gesunden Kontrollgruppe signifikant höhere Lp(a)-Spiegel (43). Diese könnten bei der erheblichen Atheroskleroseentwicklung dieser Patienten beteiligt sein. Weiter gibt es enorme ethnische Einflüsse auf den Lp(a)-Spiegel. So zeigen weiße Europäer im Mittel etwa 14 mg/dl, Chinesen aus Singapur 7 mg/dl, Inder aus Singapur 20 mg/dl und Sudanesen sogar 45 mg/dl Plasma Lp(a). Der genaue Grund für diese Konzentrationsunterschiede ist noch nicht bekannt, jedoch auch nicht alleine durch Differenzen in der Allelhäufigkeit der Isoformen erklärt (48, 58).

Ansätze zur Senkung des Lp(a)

Da die Plasmaspiegel des Lp(a) offensichtlich mit der Inzidenz an koronarer Herzerkrankung und Schlaganfällen korrelierten, lag natürlich die Forderung nahe, Lp(a)-Spiegel zu senken, um der Wirkung dieses Risikofaktors eventuell entgegenzuwirken. Insgesamt ist das Ergebnis dieser therapeutischen Ansätze bisher jedoch frustrierend. Gegenüber diätetischen Manipulationen erwiesen sich Lp(a)-Plasmaspiegel weitgehend resistent. Deutliche Senkungen des Lp(a) konnten zwar durch die Gabe des anabolen Steroids Stanozolol bei Frauen in der Postmenopause nachgewiesen werden. Hier kam es zu Lp(a)-Senkungen von 5,5 mg/dl auf 1,4 mg/dl (3). Auch die Applikation von Testosteron bei Männern erzielte eine deutliche Reduktion von 30 mg/dl auf 24 mg/dl (8). Zusätzlich führt erheblicher Alkoholkonsum ebenso zu Lp(a)-Spiegel-Senkungen (40).

Therapeutische Interventionen, einschließlich Colestyramin (16 g/d), Bezafibrat (600 mg/d) oder Nikotinsäure (500 mg/d) blieben bislang in bezug auf Lp(a)-Senkung ineffektiv (1, 2, 34, 60). Auch die von Gurakar et al. (24) berichtete Therapie mit Neomycin und Nikotinsäure brachte keinen konstanten Lp(a) senkenden, sondern vielmehr einen interindividuell variierenden Effekt der Lp(a)-Minderung. Allerdings konnte in einer neueren Arbeit gezeigt werden, daß weniger die kurzzeitige als vielmehr die langfristige Behandlung mit Bezafibrat in einer 400-mg-Retard-Präparation in der Lage war, zu signifikanten Lp(a)-Absenkungen zu führen (10). In keiner bisher durchgeführten Untersuchung zur Wirkung der HMH-CoA-Reduktasehemmer als Monotherapie konnte eine signifikante Senkung von Lp(a) nachgewiesen werden (35, 56). Allerdings zeigte sich bei Kombinationsbehandlung eine gewisse Lp(a)-Senkung (13). Eine deutliche und reproduzierbare Lp(a)-Senkung wurde durch Methoden der extrakorporalen LDL-Eliminationsverfahren bewirkt, begonnen von der unselektiven Plasmapherese bis hin zu hochselektiven Verfahren (6, 46, 50).

Vorgehen bei hohen Lp(a)-Spiegeln

Wie oben diskutiert, sprechen erste prospektive Daten dafür, daß die genetisch determinierte Lp(a)-Konzentration einen der Hauptrisikofaktoren für die Entwicklung eines Myokardinfarktes darstellt (47). Hiermit und mit eventuell weiteren zukünftigen prospektiven Studien wird auch die Frage beantwortet werden müssen, inwieweit verschiedene Lp(a)-Isoformen möglicherweise unterschiedliche Atherogenität besitzen. Nicht zuletzt durch die unsichere medikamentöse Beeinflußbarkeit der Lp(a)-Spiegel ist heute keine Aussage möglich, ob eine Senkung der Lp(a)-Konzentrationen mit einer Verminderung des Atherosklerose-Risikos einhergeht. Ein Analogschluß zur belegten Risikoverminderung durch Senkung des Gesamt- und LDL-Cholesterins ist jedenfalls nicht zulässig. Auch die Diskussion um einen Schwellenwert der Lp(a)-Konzentrationen ist nicht mit Sicherheit zu beantworten, jedoch nehmen die meisten veröffentlichten Studien Werte zwischen 20 und 30 mg/dl an und haben in diesem Bereich optimale diskriminierende Funktionen gefunden.

Die Lp(a)-Konzentration eines Individuums sollte mit in den therapeutischen Plan einbezogen werden bei der Behandlung von Fettstoffwechselstörungen, da ein das Atherosklerose-Risiko potenzierender Effekt einer gleichzeitig bestehenden LDL-Cholesterinerhöhung nachgewiesen wurde. Das relative Risiko für eine koronare Herzerkrankung erhöht sich bei Lp(a)-Spiegeln über 30 mg/dl von 2 auf 6, wenn gleichzeitig erhöhte Plasma-LDL-Konzentrationen vorliegen (5). Aus diesem Grund bestimmen wir in der Lipoprotein-Analyse zusätzlich Lp(a) und sehen Lp(a)-Werte über 20 mg/dl als einen weiteren Risikofaktor an. Diese Bewertung hat zusätzlich Einfluß auf die anzustrebenden Gesamtcholesterin- und LDL-Cholesterin-Werte. Die extrakorporale LDL-Elimination wurde bisher noch nicht eingesetzt um isoliert erhöhte Lp(a)-Spiegel bei Patienten mit koronarer Herzerkrankung oder Schlaganfall in der Sekundärprävention zu senken.

Nutzen diätetischer und medikamentöser Behandlung der Fettstoffwechselstörungen

In verschiedenen Studien wurde während der letzten Jahre der Nachweis erbracht, daß sowohl die diätetische als auch die kombiniert-diätetische und medikamentöse Korrektur von Störungen des Lipidstoffwechsels erfolgreich ist. Nach dem Design der Studien lassen sich primäre Präventionsstudien von Sekundärpräventionsstudien unterscheiden. In beiden Arten von Studien konnten therapeutische Folgen in den behandelten Gruppen gegenüber den Placeboprobanden nachgewiesen werden.

Primärventionsstudien

In Studien zur Primärprävention wurde der Frage nachgegangen, inwieweit die Korrektur einer atherogenen Lipoproteinkonstellation, durch Senkung von Gesamtcholesterin, LDL-Cholesterin und Triglyzeriden sowie durch Anhebung der HDL-Konzentration der Atheroskloseentwicklung vorbeugt. Es wurde hauptsächlich am Beispiel der koronaren Herzerkrankung untersucht. Hier sind stellvertretend zwei groß angelegte Untersuchungen zu nennen: die LRC-CPPT (lipid research clinics coronary primary prevention trial, 38, 39) und die Helsinki-Herzstudie (23).

Die LRC-CPPT-Studie untersuchte über einen Zeitraum von 7,4 Jahren als placebokontrollierte Doppelblindstudie den Effekt diätetischer Maßnahmen, kombiniert mit der Gabe eines Ionenaustauschers (Colestyramin). Gegenüber der Placebo-Gruppe kam es bei den mit Verum behandelten Patienten zu einer Senkung des LDL-Cholesterins um 11%, woraus eine 19%ige Verringerung der koronaren Herzerkrankung resultierte. Es zeigte sich zusätzlich eine quantitative Beziehung zwichen dem Ausmaß der Cholesterinsenkung und der Verminderung der Herzinfarkte: Patienten ohne Colestyramineinnahme zeigten keine signifikante Cholesterinsenkung und auch keine Absenkung der koronaren Herzerkrankung. Bei Patienten, die die volle Dosis von 24 g täglich einnahmen, kam es zu Cholesterinabnahmen um etwa 20% und zur Infarktreduktion um fast 50%. Hieraus wurde die Faustregel abgeleitet, daß eine Absenkung des Cholesterins um 1% mit einer 2%igen Senkung des Herzinfarktrisikos assoziiert ist.

Während diese Studie mit einem sogenannten nicht resorbierbaren Lipidsenker (Colestyramin) durchgeführt wurde, kam in der zweiten bedeutenden primären Interventionsstudie, der Helsinki-Herzstudie, ein resorbierbarer Lipidsenker (Gemfibrozil) zum Einsatz. In dieser doppelblinden, placebokontrollierten Studie, die über 5 Jahre angelegt war, wurden nicht nur asymptomatische Männer mit einer Hypercholesterinämie, sondern auch solche mit Hypertriglyzeridämie oder mit kombinierter Hyperlipidämie behandelt, deren nicht-HDL-Cholesterin über 200 mg/dl lag. Im Vergleich zur Placebogruppe wurde das Gesamtcholesterin zwischen 8–10% gesenkt, wonach man nach der Faustregel aus der LRC-Studie eine etwa 16–20%ige Reduktion der koronaren Herzerkrankung erwartet hätte. Tatsächlich wurde in der Helsinki-Herzstudie eine Reduktion um 34% beobachtet und dieser zusätzliche, unerwartete, günstige Effekt mit der Tatsache erklärt, daß nicht nur LDL-Cholesterin abnahm, sondern auch die Triglyzeride abfielen und zum Teil dadurch das HDL-Cholesterin um etwa 10% angehoben wurde. In dieser Studie konnte also gezeigt werden, daß neben der Minderung von LDL-Cholesterin die Behandlung der Triglyzeride und die Anhebung von HDL-Cholesterin mit einer ausgeprägteren Verminderung der Entwicklung der koronaren Herzerkrankung einhergehen als die alleinige Senkung von LDL-Cholesterin.

Aus beiden Untersuchungen resultierte, daß es etwa 2 Jahre dauert, bevor ein Effekt auf die Herzinfarktinzidenz beobachtet werden kann. Da in beiden Studien trotz der signifikanten Senkung der koronaren Herzerkrankung die Gesamtmortalität nicht beeinflußt werden konnte, wurden sie in ihrer Aussagefähigkeit zweitweise bezweifelt. Die aufgeschlüsselten Ergebnisse beider Studien ließen in den behandelten Gruppen eine erhöhte Anzahl von gewaltsamen Todesfällen (Suizid, Unfall) registrieren. Die Dauer der Studien von 7,4 bzw. 5 Jahren ist jedoch sicher zu kurz, um Senkungen der Gesamtmortalität erwarten zu können. Allerdings wurden in der Helsinki-Herzstudie die nicht-tödlichen Herzinfarkte signifikant vermindert. Nach Berechnungen aus der Framingham-Studie sind Beobachtungsdauern von mehr als 10 Jahren erforderlich, um Unterschiede in der Gesamtmortalität aufgrund unterschiedlicher Cholesterinspiegel nachweisen zu können.

Untersuchungen zur Sekundärprävention

Eine Vielzahl von Studien zur Sekundärprävention, hauptsächlich der koronaren Herzerkrankung, wurden seit den 70er Jahren publiziert (4). In der schwedischen Life-Stile-Studie konnte durch Änderung der Eßgewohnheiten und Aufgabe des Rauchens ein deutlich günstiger Effekt auf die Entwicklung der koronaren Herzerkrankung nachgewiesen werden. (26). Eine weitere bedeutende Studie (Leiden Intervention Trial, 7) untersuchte den Einfluß diätetischer Maßnahmen zur Senkung der Lipidspiegel durch eine vegetarische Kost reich an mehrfach ungesättigten Fettsäuren. Untersucht wurde die Beziehung zwischen diätetischen Maßnahmen, Serumlipoproteinen und der Progression bzw. Regression koronarer Läsionen bei 39 Patienten mit pektanginösen Beschwerden. Die Koronarangiogramme zu Beginn und nach Beendigung der Studie wurden verglichen. Nach zwei Jahren vegetarischer Kost konnte das Cholesterin um 10% gesenkt werden, während das HDL konstant blieb. Die gemessenen Koronarläsionen korrelierten nicht mit dem Gesamtcholesterin, jedoch mit dem Verhältnis aus Gesamt- und HDL-Cholesterin und negativ mit dem HDL-Cholesterin selbst. Eine Regression der koronaren Läsionen fand sich in 17% der Patienten. Wärend einer $3^{1}/_{2}$jährigen Nachuntersuchung fanden sich pektangionöse Beschwerden und Todesfälle, unter den 21 Patienten waren, bei denen eine Progression der Atherosklerose gesehen werden konnte. Die Studie bringt zum Ausdruck, daß bereits diätetische Maßnahmen allein oder – wie in der schwedischen Studie nachgewiesen – im Kontext mit der Aufgabe des Rauchens zu deutlichen positiven Effekten in bezug auf die koronare Herzerkrankung führen können.

Günstige Effekte medikamentöser Behandlung von Hyperlipoproteinämien wurden weiterhin nachgewiesen mit Nikotinsäure und Clofibrat (16, 55), mit Colestyramin (12, 37), mit Colestipol und Nikotinsäure (11, 18), mit Colestipol und Lovastatin bzw. Nikotinsäure (13, 29) und mit Fenofibrat (25). In einer weiteren Studie wurden die positiven Effekte medikamentöser Lipidsenkung auch bei Femoralarterien gesichert (22). In mehreren Studien wurde dabei auch eine Verlängerung der Lebenszeit nachgewiesen unter Nikotinsäuretherapie (17) und durch Clofibrat und Nikotinsäure (16).

Von den in den letzten Jahren veröffentlichten Untersuchungen zur Sekundärprävention sei die CLAS-Studie erwähnt (cholesterol lowering atherosclerosis study, 11, 18), an koronarkranken Patienten mit Hyperlipoproteinämie nach aortokoronarer Venenbypaß-Operation durchgeführt. Die drastische Lipidsenkung der Verumgruppe erfolgte mit Diät, Gallesäurebinder und Nikotinsäure. In dieser Gruppe kam es bei signifikant mehr Patienten entweder zum Stillstand der Koronarsklerose oder auch zu einem Rückgang gegenüber der Gruppe lediglich diätetisch behandelter Personen. Kürzlich wurden auch die Langzeitergebnisse der partiellen Ileum-Bypass-Operation zur Behandlung der Hypercholesterinämie publiziert (14). In dieser POSCH-Studie wurden 421 Patienten langzeitbeobachtet, die nach dem Überleben eines Herzinfarktes eine partielle Ileum-Bypass-Operation erhielten zur Senkung ihrer Hypercholesterinämie. Verglichen wurde diese Patientengruppe mit 417 Kontrollpersonen über einen Beobachtungszeitraum von fast 10 Jahren. Die Gesamtplasmaspiegel lagen in der operierten Gruppe um 23,3% und LDL-Cholesterin um 37% niedriger, während HDL-Cholesterin 4,3% höher lag. Die Gesamtsterblichkeit und die an koronarer Herzerkrankung war zwar reduziert, jedoch nicht statistsch signifikant. Wenn jedoch die Endpunkte Tod durch koronare Herzerkrankung und nichttödlicher Myocardinfarkt zusammen betrachtet wurden, lagen diese Ereignisse 35% niedriger in der operierten Gruppe, auch mußten in der operierten Gruppe im Vergleich zur Kontollgruppe signifikant weniger Patienten einer Koronararterien-Bypass-Operation unterzogen werden. Insgesamt fand sich auch bei den operierten Patienten eine weniger deutliche Progression der koronaren Herzerkrankung als bei der Kontrollgruppe.

In diesen Studien wurden verschiedene lipidsenkende Maßnahmen mit völlig unterschiedlichen Wirkungsmechanismen eingesetzt. Die günstige Beeinflussung der Lipoproteine führte in einer großen Anzahl der Fälle zu nachweisbarer Reduktion der koronaren Herzerkrankung und der Infarkthäufigkeit bzw. zum Sistieren oder zum Rückgang angiographisch nachgewiesener Arteriosklerose. Die aus diesen epidemiologischen und therpeutischen Studien abgeleiteten, heute gültigen Grenzwerte sind in Tabelle 2 zusammengefaßt.

Tabelle 2. Therapieziele bei Hyperlipoproteinämien

	Gesamt-Cholesterin (mg/dl)	LDL-Cholesterin (mg/dl)	HDL-Cholesterin (mg/dl)	Triglyzeride (mg/dl)
– koronargesunde, keine AVK (keien Risikofaktoren, leere Familienanamnese)	bis 240	bis 180	über 35–40[a]	bis 200
– koronargesunde, keine AVK (mit Risikofaktoren, positve Familienanamnese)	bis 200	bis 160 (150)§	über 35–40[a]	bis 200
– koronarkranke oder Patienten mit AVK	bis 180	bis 135§	über 35–40[a]	bis 200

AVK: arterielle Verschlußkrankheit
[a] bei Frauen über 40–45 mg/dl (Absolutwerte variieren nach Methode). § nach neueren Prospektivdaten und Ergebnissen von Regressionsstudien (z.B. 11, 13, 18, 25) sind die LDL-Richtwerte noch niedriger anzusiedeln bis max. 120 mg/dl, in der Tendenz sogar noch niedriger bis 100 mg/dl, um Regressionen der Atherosklerose zu erreichen.

Diagnostik vor Lipidkorrektur

Obwohl das bekannte Fredrickson-Schema zur Klassifikation der Hyperlipoproteinämien eine rein phänomenologische Einteilung liefert, ohne Anspruch auf die Pathophysiologie der dahinterliegenden Störung und zudem keinen Platz einräumt für Veränderungen der HDL, spielt es in der diätetischen und medikamentösen Therapie noch eine gewisse Rolle. Es signalisiert die Art der Lipidveränderung im Plasma (zum Beispiel Typ II a: reine Erhöhung des LDL-Cholesterins, Typ IV: Erhöhung von VLDL etc.) und wird damit richtungsweisend für die Entscheidung über ein einzusetzendes Medikament.

Beim praktischen Vorgehen muß zunächst grob unterschieden werden, ob es sich um eine reine Hypercholesterinämie, um eine vorwiegende Erhöhung der Triglyzeride, um eine kombinierte Erhöhung von Cholesterin und Triglyzeriden, ausdrückbar in verschiedenen Fredrickson-Phänotypen oder schließlich um ein niedriges HDL (trotz normaler Triglyzeridwerte) handelt. Eine Erniedrigung des HDL-Cholesterins tritt häufig umgekehrt proportional zur Triglyzeriderhöhung auf, so daß die Senkung der Triglyzeride oft bereits mit einer Anhebung des HDL-Cholesterins einhergeht.

Insgesamt ist zu fordern, daß die Störung im Fettstoffwechsel durch mindestens 2–3malige Nüchternlipidanalysen nach je 12stündigem Fasten dokumentiert sein sollte. Ebenso soll ausgeschlossen werden, daß es sich um eine sekundäre Störung des Fettstoffwechels handelt im Gefolge anderer Grunderkrankungen wie Diabetes mellitus, nephrotisches Syndrom, Lebererkrankungen, Hypothyreose etc. Hierbei steht die Behandlung der Grunderkrankung im Vordergrund, obwohl zum Beispiel im Falle des Diabetes mellitus es sich um eine Kombination aus diabetesbedingter sekundärer und aus primärer Fettstoffwechselstörung handeln kann, die dann zusätzlich zur Diabetestherapie auch medikamentös behandlungsbedürftig ist.

2–4 Monate diätetische Maßnahmen inklusive Gewichtsreduktion sind durchzuführen. Bei deren Erfolglosigkeit oder bei zusätzlicher Behandlungsbedürftigkeit kommen Medikamente zum Zuge. Weitere wichtige Daten wie Familienanamnese im bezug auf koronare Herzerkrankung, periphere arterielle Verschlußkrankheit und Schlaganfall, andere Risikofaktoren der Arteriosklerose wie arterielle Hypertonie, Zigarettenrauchen etc. müssen bekannt sein um die anzustrebende Lipidsenkung zu definieren (siehe Tabelle 2). Schließlich spielen Faktoren wie tatsächliches Alter, biologisches Alter eine wichtige Rolle bei der Indikationsstellung und bei der Entscheidung über die Aggressivität der Behandlung.

Therapeutische Ansätze

Für die Auswahl des Therapieverfahrens muß unterschieden werden zwischen a) reinen Hypercholesterinämien, b) Hypertriglyzeridämien oder kombinierten Hyperlipidämien und c) niedrigem HDL-Cholesterin bei normalen Gesamtlipiden. Es versteht sich, daß neben der Korrektur des Risikofaktors Fettstoffwechselstörungen natürlich die Einstellung eines möglicherweise vorhandenen Hochdrucks und die Aufgabe des Rauchens anzustreben ist. In bezug auf diätetische Maßnahmen sollten primär alle übergewichtigen Patienten Normal- oder Idealgewicht erreichen. Wie in den weiteren Kapiteln dieses Bandes im Detail ausgeführt, kommen für die verschiedenen Fettstoffwechselstörungen Ernährungen unterschiedlicher Zusammensetzung in Frage, jedoch läßt sich generell die Abkehr von einer ballaststoffarmen Kost reich an tierischen Fetten hin zur ballaststoffreichen, eher vegetarischen Kost empfehlen. Heute steht außerdem eine ganze Reihe von medikamentösen Alternativen zur Korrektur der Fettstoffwechselstörungen zur Verfügung (36), die in den folgenden Beiträgen des Buches erläutert werden. Hier wird lediglich auf die Grundprinzipien dieser Therapien eingegangen.

Medikamente bei Hypercholesterinämie

Bei der Hypercholesterinämie kommen Medikamente vom Typ der Gallesäure-bindenden Harze oder der pflanzlichen Sterine in Betracht. Diese Pharmaka sind in der Monotherapie nur bei der reinen Hypercholesterinämie einzusetzen, bei Hypertriglyzeridämie kontraindiziert, da Ionenaustauscher selbst zu einer Triglyzeriderhöhung führen können. Bei Unverträglichkeit der Gallesäurebinder kann auch primär ein Fibrat oder Nikotinsäure(derivat) zum Einsatz kommen. Je nach Schwere der Hypercholesterinämie und ihrem Ansprechen auf diese Medikation ist dann in einem abgestuften Therapieschema die zusätzliche Gabe weiterer Lipidsenker möglich, z.B. durch Kombination nicht resorbierbarer Medikamente mit einem Fibrat oder mit Nikotinsäure oder eine Monotherapie mit den in den letzten Jahren entwickelten Hemmern der Cholesterinbiosynthese auf der Stufe der Mevalonsäure. Bei weiterer Therapieresistenz ist die gleichzeitige Anwendung eines solchen HMG-CoA-Reduktasehemmers mit einem Gallesäure-bindenden Harz zu empfehlen. Diese Kombination ist günstig, weil durch den Gallesäurebinder in der Leber vermehrt Cholesterin in Gallesäuren umgewandelt und die Cholesterinbiosynthese durch gleichzeitige Hemmung mittels HMG-CoA-Reduktase-Inhibitor gebremst wird. Als Nettoeffekt resultiert eine vermehrte Ausschleusung von Cholesterin in Form von Gallesäuren durch eine erhöhte Aufnahme und Verstoffwechslung von LDL über Aktivierung der Rezeptoren in der Leber. In besonders therapierefraktären Fällen kann dann zu dieser Kombination noch ein dritter Lipidsenker aus der Nikotinsäurereihe zugefügt werden.

Medikation bei Hyperglyzeridämie und kombinierter Hyperlipidämie

Die hier genannte Gruppe der Hypertriglyzeridämien bzw. kombinierten Hyperlipidämien stellt das Gros der fettstoffwechselgestörten Patienten. Als Mittel der ersten Wahl werden in Deutschland hauptsächlich die Fibrate eingesetzt, deutlich häufiger als die Nikotinsäure und ihre Abkömmlinge, die in den angelsächsischen Ländern eine größere Rolle spielen. Bei der Hypertriglyzeridämie sind die Medikamente aus der Reihe der HMG-CoA-Reduktasehemmer nicht indiziert, können jedoch zum Einsatz kommen bei kombinierter Hyperlipidämie mit vorwiegender Cholesterinerhöhung und milder Hypertriglyzeridämie (Typ II b).

Medikamente bei niedrigem HDL-Cholesterin und normalen Gesamtlipiden

Ein Anheben des HDL-Cholesterins bei normalen Gesamtlipiden mit Medikamenten ist unsicher. Hier handelt es sich nicht um das bekannte Phänomen der HDL-Cholesterinminderung als Folge der Triglyzeriderhöhung im Plasma, die durch Senkung der Triglyzeride wieder steigen. In größeren Therapiestudien konnte gezeigt werden, daß der Einsatz von Nikotinsäure mit Gallesäurebindern oder der von Gallesäurebindern mit HMG-CoA-Reduktase-Inhibitoren zu reproduzierbaren HDL-Cholesterinanhebungen führen kann. Die HDL-Cholesterinsteigerung unter Fibrattherapie kommt möglicherweise zum Großteil durch Senkung der Triglyzeride zustande.

Literatur

1. Albers JJ, Cabana VG, Warnick GR, Hazzard WR (1975) Lp(a) Lipoprotein: Relation to sinking pre-β lipoprotein, hyperlipoproteinemia, and apolipoprotein B. Metabolism 24:1047–1054.
2. Albers JJ, Adolphson JL, Hazzard WR (1977) Radioimmunoassay of human plasma Lp(a) lipoprotein. J Lipid Res 18:331–338.
3. Albers JJ, Taggart H, Applebaum-Bowden D, Haffner S, Chestnut CH III, Hazzard WR (1984) Reduction of lecithin: cholesterol acyltransferase, apolipoprotein D, and the Lp(a) lipoprotein with the anabolic steroid stanozolol. Biochim Biophys Acta 795:293–296.
4. Allhoff P, Laaser U, Heinrich J (1981) Kompendium der Lipid-Studien. Springer Verlag Berlin-Heidelberg.
5. Armstrong VW, Cremer P, Eberle E, Manke A, Schulze F, Wieland H, Kreuzer H, Seidel D (1986) The association between serum Lp(a) concentrations and angiographically assessed coronary atherosclerosis-dependence on serum LDL-levels. Atherosclerosis 62:249–257.
6. Armstrong VW, Schleef J, Thiery J, Muche R, Schuff-Werner P, Eisenhauer T, Seidel D (1989) Effect of HELP-LDL-apheresis on serum concentrations of human lipoprotein(a): Kinetic analysis of the posttreatment return to baseline levels. Eur J Clin Invest 19:235–240.
7. Arntzenius AC, Kromhout D (1986) Diet in coronary artery disease: progression and regression. Results on the Leiden Intervention Trial. Perspectives in Lipid Disorders: 4 (1):17–23.
8. Baumstark MW, Sten Th v, Jakob E, Luley C, Berg A, Keul J (1990) Testosterone lowers serum concentrations of lipoprotein Lp(a). Marburg Meeting on "Hormones in Lipoprotein Metabolism", May 1991 [Abstract].
9. Berg K (1963). A new serum type system in man – the Lp system. Acta Pathol Microbiol Scand. 59:369–382.
10. Bimmermann A, Boerschmann C, Schwartzkopf W, von Bayer H, Schleicher J (1991) Effective therapeutic measures for reducing lipoprotein(a) in patients with dyslipidemia. Lipoprotein(a) reduction with sustained-release bezafibrate. Curr Ther Res 49:635–643.
11. Blankenhorn DH, Nessim SA, Johnson R L, Sanmarco ME, Azen SP, Cashin-Hemphill L (1987) Beneficial effects of combined colestipol-niacin therapy on coronary atherosclerosis and coronary venous bypass grafts. JAMA 257:3233–3240.
12. Brensike JF, Levy RI, Kelsey SF, Passamani ER, Richardson JM, Loh IK, Stone NJ, Aldrich RF, Battaglini JW, Moriarty DJ, Fisher ML, Friedman L, Friedewald W, Detre KM, Epstein SE (1984) Effects of therapy with cholestyramine on progression of coronary arteriosclerosis: results of the NHLBI Type II Coronary Intervention Study. Circulation 69:313–324.
13. Brown G, Albers JJ, Fisher LD, Schaefer SM, Lin J-T, Kaplan C, Zhao X-Q, Bisson BD, Fitzpatrick VF, Dodge HT (1990) Regression of coronary artery disease as a result of intensive lipid-lowering therapy in men with high levels of apolipoprotein B. N Engl J Med 323:1289–1298.

14. Buchwald H, Vargo RL, Matts JP, Long JM, Fitch LL, Campbell GS, Pearce MB, Yellin AE, Edmiston WA, Smink RD, Sawin HS jr, Campos CT, Hansen BJ, Naip Tuna RN, Karnegis J, Sanmarco ME, Amplatz K, Castaneda-Zuniga WR, Hunter DW, Bissett JK, Weber FJ, Stevenson JW, Leon AS, Chalmers TC, POSCH Group (1990) Effect of partial ieal bypass surgery on mortality and morbidity from coronary heart disease in patients with hypercholesterolemia, Report of the Program on the Surgical Control of the Hyperlipidemias (POSCH), N Engl J Med 323:946–955.
15. Brown MS, Goldstein JL (1987) Teaching old dogmas new tricks. Nature 330: 113–114.
16. Carlson LA, Rosenhamer G (1988) Reduction of mortality in the Stockholm Ischaemic Heart Disease Secondary Prevention Study by combined treatment with clofibrate and nicotinic acid. Acta Med Scand 223:405–418.
17. Canner PL, Berge KG, Wenger NK, Stammler J, Friedman L, Prineas RJ, Friedewald W (1985) Fifteen year mortality in coronary drug project patients: long-term benefit with niacin. Am Coll Cardiol 8:1245–1255.
18. Cashin-Hemphill L, Mack WJ, Pogoda JM, Sanmarco ME, Azen SP, Blankenhorn DH (1990) Beneficial effects of colestipol-niacin on coronary atherosclerosis. JAMA 264:3013–3017.
19. Dahlen GH, Berg K, Gillnas T, Ericson C (1975) Lp(a) lipoprotein/prebeta1-lipoprotein in Swedish middle-aged males an in patients with coronary heart disease. Clin Genet 7:334–341.
20. Dahlen GH, Guyton JR, Attar M, Farmer JA, Kautz JA, Gotto AM (1986) Association of levels of lipoprotein Lp(a), plasma lipids, and other lipoproteins with coronary artery disease documented by angiography. Circulation 74:758–765.
21. Goldbourt V, Holtzman E, Neufeld HN (1985) Total and high density lipoprotein cholesterol in the serum and risk of mortality: evidence of a threshold effect. Br Med J 290:1239–1243.
22. Erikson U, Helmius G, Hemmingsson A, Ruhn G, Olsson AG (1988) Repeat femoral arteriography in hyperlipidemic patients: a study of progression and regression of atherosclerosis. Acta Radiol 29:303–309.
23. Frick MH, Elo O, Haapa K, Heinommen P, Heinsalmi P, Helo P, Huttunen JK, Kaitaniemi P, Koskinen P, Manninen V, Mäenpää H, Mälkönen M, Mänttäri M, Nornola S, Pasternack A, Pikkarainen J, Romo M, Sjöblom T, Nikkilä EA (1987) Helsinki heart study: Primary prevention trial gemfibrocil in middle-aged men with dyslipemia: Safety of treatment, changes in risk factors, and incidence of coronary heart disease. N Engl J Med 317:1237–1245.
24. Gurakar A, Hoeg JM, Kostner GM, Papadopoulos NM, Brewer HB jr (1985) Levels of lipoprotein Lp(a) decline with neomycin and niacin treatment. Atherosclerosis 57:293–302.
25. Hahmann HW, Bunte T, Hellwig N, Hau U, Becker D, Dyckmans J, Keller HE, Schieffer HJ (1991) Progression and regression of minor coronary arterial narrowings by quantitative angiography after fenofibrate therapy. Am J Cardiol 67: 957–961.
26. Hjermann I, Holme I, Byre KV, Leren P (1981) Effect of diet and smoking intervention on the incidence of coronary heart desease. Lancet 2:1303–1310.
27. Höfler G, Harnoncourt F, Paschke E, Mirtl W, Pfeiffer KH, Kostner GM (1988) Lipoprotein Lp[a]: a risk factor for myocardial infarction. Arteriosclerosis 8: 398–401.
28. Jürgens G, Ashy A, Zenker G (1989) Raised serum lipoprotein(a) during treatment with lovastin. Lancet 1:911–912.
29. Kane JP, Malloy MJ, Ports TA, Phillips NR, Diehl JC, Havel RJ (1990) Regression of coronary atherosclerosis during treatment of familial hypercholesterolemia with combined drug regimens. JAMA 264 No 23:3007–3012.
30. Kannel WB, Castelli WP, Gordon T et al (1971) Serum cholesterol, lipoproteins, and risk of coronary heart desease: the Framingham study. Ann Intern Med 74:1–12.

31. Kannel WB, Castelli WP, Gordon T (1979) Cholesterol in the prediction of atherosclerotic disease: new perspectives based on the Framingham study. Ann Intern Med 90:85–91.
32. Költringer P, Jürgens G (1985) A dominant role of lipoprotein(a) in the investigation and evaluation of parameters indicating the development of cervical atherosclerosis. Atherosclerosis 58:187–198.
33. Kostner GM, Avogaro P, Cazzolato G, Marth E, Bittolo-Bon G, Quinci GB (1981) Lipoprotein Lp(a) and the risk for myocardial infarction. Atherosclerosis 38:51–61.
34. Kostner G, Klein G, Krempler F (1984) Can serum Lp(a) concentrations be lowered by drugs and/or diet? In: Treatment of hyperlipoproteinemia. Carlson LA, Olsson A eds; New York, Raven Press, 151–156.
35. Kostner GM, Gavish D, Leopold B, Bolzano K, Weintraub MS, Breslow JL (1989) HMG-CoA-reductase inhibitors lower LDL cholesterol without reducing Lp(a) levels. Circulation 80:1313–1319.
36. Kruse W, Oster O, Schlierf G (1990) Arzneimitteltherapie heute. Band 6 Spektrum Lipidsenker. 2. aktualisierte Auflage. Aesopus-Verlag GmbH Basel.
37. Levy RI, Brensike JF, Epstein SE, Kelsey SF, Passamani ER, Richardson JM, Loh IK, Stone NJ, Aldrich RF, Battaglini JW, Moriarty DJ, Fisher ML, Friedman L, Friedewald W, Detre KM (1984) The influence of changes in lipid values induced by cholestyramine and diet on progression of coronary artery disease: results of the NHLBI Type II Coronary Intervention Study. Circulation 69:325–337.
38. Lipid Research Clinics Program (1984) The lipid Research Clinics Coronary Primary Prevention Trial results. I. Reduction in incidence of coronary heart disease. JAMA 251:351–364.
39. Lipid Research Clinics Program (1984) The Lipid Clinics Coronary Primary Prevention Trial results. II. The relationship of reduction in incidence of coronary heart disease to cholesterol lowering. JAMA 251:365–374.
40. Marth E, Cazzolato G, Bittolo-Bon G, Avogaro P, Kostner GM (1982) Serum concentrations of Lp(a) and other lipoprotein parameters in heavy alcohol consumers. Ann Nutr Metab 26:56–62.
41. McLean JW, Tomlinson JE, Kuang W-J, Eaton DL, Chen EY, Fless GM, Scanu AM, Lawn RM (1987) cDNA sequence of human apolipoprotein(a) is homologous to plasminogen. Nature 300:132–137.
42. Multiple Risk Faktor Intervention Trial Group (1982) Multiple risk factor intervention trial: risk factor changes and morbidity results. JAMA 248:1465–1467.
43. Parra HJ, Mezdour J, Cachera C, Dracon M, Tacquet A, Fruchart JC (1987) Lp(a) Lipoprotein in patients with chronic renal failure treated by hemodialysis. Clin Chem 33:721.
44. Relationship of blood pressure, serum cholesterol, smoking habit, relative weight and ECG abnormalities to incidence of major coronary events: final report of the pooling project research group (1978). J Chronic Dis 31:201–306.
45. Rhoads GG, Dahen G, Berg K, Morton NE, Dannenberg AL (1986) Lp(a) Lipoprotein as a risk factor for myocardial infarction JAMA 256:2540–2544.
46. Ritter MM, Sühler K, Richter W, Schwandt P (1990) Short- and longterm effects of LDL-apheresis on lipoprotein(a) serum levels. Clin Chim Acta 1954:9–16.
47. Rosengren A, Wilhelmsen L, Eriksson E, Risberg B, Wedel H (1990) Lipoprotein(a) and coronary heart disease: A prospective case-control study in a general population sample of midle aged men. Br Med J 301:1248–1251.
48. Sandholzer C, Hallmann DM, Saha N, Sigurdsson G, Lackner C, Csaszar A, Sigurdsson G, Boerwinkle E, Utermann G (1991) Effects of the apolipoprotein(a) size polymorphism on the lipoprotein(a) concentration in 7 ethnic groups. Hum Genet 86:607–614.
49. Sandkamp M, Funke H, Schulte H, Kohler E, Assmann G (1990) Lipoprotein(a) is an independent risk factor for myocardial infarction at a young age. Clin Chem. 36:20–23.

50. Schenck I, Keller Ch, Hailer S, Wolfram G, Zollner N (1968) Reduction of Lp(a) by diffferent methods of plasma exchange. Klin Wochenschr 66:1197–1201.
51. Scott J (1989) Lipoprotein(a). Thrombogenesis linked to atherogenesis at last? Nature 341:22–23.
52. Seed M, Hoppichler F, Reaveley D, McCarthy S, Thomspon GR, Boerwinkle E, Utermann G (1990) Relation of serum lipoprotein(a) concentration and apolipoprotein(a) phenotype to coronary heart disease in patients with familial hypercholesterolemia. N Engl J Med 322:1494–1499.
53. Solberg LA, Strong JP (1983) Risk factor and athersclerotic lesions: a review of autopsy studies. Arteriosclerosis 3:187–198.
54. Stamler J, Wentworth D, Neaton JD (1986) Is relationship between serum cholesterol and risk of premature death from coronary heart disease continuous or graded? Findings in 356,222 primary screenees of the Multiple Risk Factor Intervention Trial (MRFIT). JAMA 256:2823–2828.
55. The Coronary Drug Project Research Group (1975) Clofibrate and niacin in coronary heart disease. JAMA 231:360–381.
56. Thiery J, Armstrong VW, Schleef J, Creutzfeldt C, Creutzfeld W, Seidel D (1988). Serum lipoprotein Lp(a) concentrations are not influenced by an HMG CoA reductase inhibitor. Klin Wochenschr 66:462–463.
57. Utermann G, Menzel HJ, Kraft HG, Duba CH, Kemmler HG, Seitz C (1987) Lp(a) glycoprotein phenotype. Inheritance and relation of Lp(a)-lipoprotein concentration in plasma. J Clin Invest 80:458–465.
58. Utermann G (1989) The mysteries of lipoprotein(a). Science 246:904–910.
59. Utermann G, Hoppichler F, Dieplinger H, Seed M, Thompson GR, Boerwinkle E (1989) Defects in the LDL receptor gene affect Lp(a) lipoprotein levels: multiplicative interaction of two gene loci associated with premature atherosclerosis. Proc Natl Acad Sci USA 86:4171–4174.
60. Vessby B, Kostner G, Lithell JH, Thomis J (1982) Diverging effects of cholestyramine on Apolipoprotein B and lipoprotein Lp(a). A doseresponse study of the effects of cholestyramine in hypercholesterolemia. Atherosclerosis 44:61–71.
61. Woo J, Lan E, Lam CWK, Kay R, Teoh R, Wong HY, Prall WY, Kreel L, Nicholls MG (1991) Hypertension, lipoprotein(a), and apolipoprotein Al as risk factors for stroke in the Chinese. Stroke 22:203–208.
62. Wottawa A, Fromme K, Klein G (1984) Lipoprotein(a) bei koronarer Herzkrankheit und Myokardinfarkt. Münch Med Wschr 126:53–55.
63. Zenker G, Költringer P, Bone G, Niederkorn K, Pfeiffer K, Jürgens G (1986) Lipoprotein(a) as a strong indicator for cerebrovascular disease. Stroke 17:942–945.

Diätetische Behandlung
von Fettstoffwechselstörungen

G. WOLFRAM

Die Ernährungstherapie der Fettstoffwechselstörungen richtet sich nach der Entstehung und dem Abbau der Lipoproteine, deren Konzentration im Serum erhöht oder erniedrigt ist. Als Ursachen kommen genetische Defekte und/oder Ernährungsfehler in Frage. Die Ernährungstherapie ist die Basis der Behandlung von Fettstoffwechselstörungen. Für die Intensität der Ernährungstherapie sind nicht allein Cholesterin- oder Triglyceridwerte im Serum entscheidend, sondern die Lipoproteinkonstellation (VLDL, IDL, LDL, HDL) und das individuelle Risikoprofil des Patienten, das heißt, die Berücksichtigung weiterer Risikofaktoren einschließlich der Familienanamnese.

Diätetische Maßnahmen können zur Senkung erhöhter LDL-Cholesterinwerte, erhöhter VLDL-Triglyceridwerte und vermehrter Chylomikronen ergriffen werden. Die HDL-Cholesterinkonzentrationen werden dadurch von Fall zu Fall ebenfalls beeinflußt (6, 17).

Die Höhe der LDL-Cholesterinkonzentration im Serum wird beeinflußt durch die *Fettmenge* in der Nahrung, durch die *Art* des Fettes, durch das *Nahrungscholesterin* und durch das *Körpergewicht*. Das Verständnis dieser Zusammenhänge wurde vor allem durch die bahnbrechenden Entdeckungen der Nobel-Preisträger Brown und Goldstein zum LDL-Rezeptor ermöglicht (2). Jede Störung des zellulären Cholesterin-Stoffwechsels, die eine Zunahme der intrazellulären Cholesterinkonzentration bewirkt, führt zu einer Verminderung der LDL-Rezeptordichte auf der Zelloberfläche des Hepatozyten (Abb. 1). Bei einer fett- und cholesterinarmen Ernährung wird die Cholesterin-Homöostase durch eine normale Cholesterinsynthese im Hepatozyten und eine normale Aufnahme von LDL-Partikeln durch den LDL-Rezeptor ermöglicht. In dieser Situation ist die Bildung von LDL niedrig und die Elimination aus dem Plasma hoch, so daß daraus *niedrige* LDL-Cholesterinkonzentrationen resultieren. Bei einer fett- und cholesterinreichen Ernährung bewirkt eine hohe intrazelluläre Konzentration des freien Cholesterins zwar eine Hemmung der zelleigenen Cholesterinsynthese aber auch eine Verminderung der LDL-Rezeptorendichte auf der Zelloberfläche. In dieser Situation führt eine gesteigerte Bildung von LDL und eine langsamere Aufnahme von LDL aus dem Blut durch den Rezeptor in die Hepatozyten zur *erhöhten* LDL-Konzentration im Blut (3, 12). Die Konsequenz ist eine vermehrte Entfernung von LDL aus dem Blut über den "Scavenger pathway" und damit eine vermehrte *Einlagerung* von Cholesterin in die Gefäßwand.

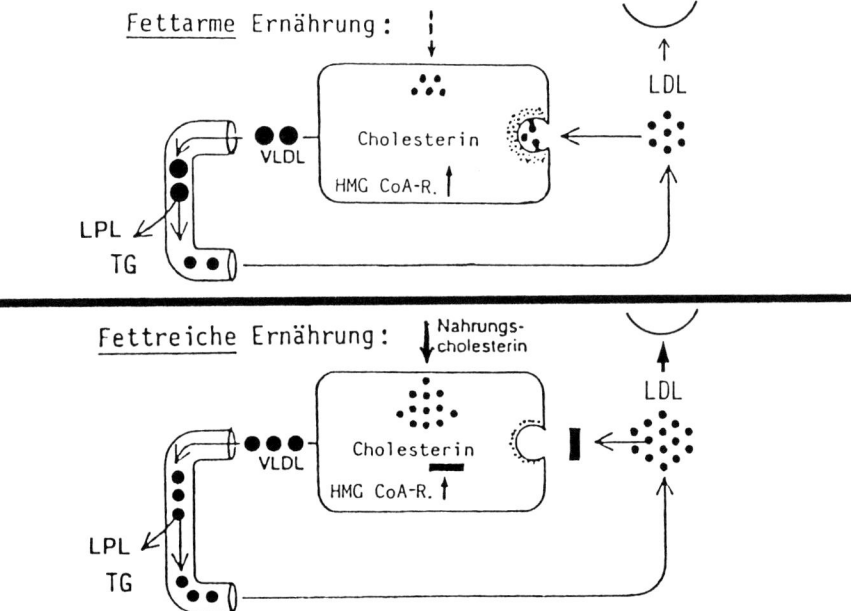

Abb. 1. Einfluß fettarmer oder fettreicher Ernährung auf die zelleigene Cholesterinsynthese, die LDL-Produktion, den LDL-Abbau über den B/E-Rezeptor der Leberzelle und die Aufnahme von LDL-Cholesterin durch Scavangerzellen (=Straßenkehrer-Zellen)

Die Prinzipien der Ernährungstherapie bei *Hypercholesterinämie* sind seit langem bekannt. Keys und Mitarbeiter (10) haben vor mehr als 25 Jahren den Einfluß von Nahrungsfett auf die Cholesterinkonzentrationen im Serum des Menschen beschrieben. Nach der bekannten Formel von Keys *heben* langkettige gesättigte Fettsäuren (C12:0, C14:0, C16:0) die Serum-Cholesterinkonzentration *doppelt so stark an*, wie die *gleiche* Menge mehrfach ungesättigter Fettsäuren (C18:2) den Cholesterinspiegel *senken*. C18:0 und C18:1 verändern im Vergleich zu einer stärkereichen Ernährung den Cholesterinspiegel *nicht*. Ähnlich sind mittelkettige Triglyceride zu bewerten. Werden in einer üblichen fettreichen Ernährung diese gesättigten langkettigen Fettsäuren durch einfach ungesättigte Fettsäuren (C18:1) ersetzt, so kommt es zu einem Absinken des Cholesterinspiegels im Blut. Dieser Effekt der Ölsäure (C18:1), der in letzter Zeit von Grundy (6) herausgestellt wurde, ist aber nur im Vergleich zu einer Ernährung mit einem hohen Gehalt an langkettigen gesättigten Fettsäuren zu beobachten. Es trifft also zu, daß gegenüber der bei uns in Deutschland üblichen Ernährung mit einem relativ hohen Anteil an langkettigen gesättigten Fettsäuren die Verwendung von Olivenöl zu einer Senkung der Cholesterinspiegel führt. Mit linolsäurereichen Ölen läßt sich aber eine noch etwas *stärkere* Senkung von LDL-Cholesterin erreichen. Die HDL-Cholesterinkonzentration wird durch Linolsäure ebenfalls etwas stärker gesenkt als durch Ölsäure. Nach der Keys'schen Formel ist die Senkung des LDL-Cholesterins durch die Verringerung des Nahrungscholesterins *relativ gering*, durch Verminderung der Zufuhr auf unter 300 mg pro Tag um knapp 10 mg/dl. Demgegenüber führt die Verminderung langkettiger gesättigter Fettsäuren zu einer Absenkung um etwa 20 mg/dl und die Erhöhung der Zufuhr mehrfach ungesättigter Fettsäuren um weitere 10 mg/dl. Bei Patienten mit hohen Cholesterinspiegeln durch Fehlernährung können die erzielten Effekte noch größer sein. Hinweise zur praktischen Umsetzung enthält Tabelle 1.

Tabelle 1. Lebensmittel bei Hypercholesterinämie

Gesätt. FS	%	ungeeignet	geeignet
Fleisch	36	fett. Fleisch	mag. Fleisch
		Hackfleisch	Tatar
		Gans	
		Innereien	
		Hummer	Mager-Fisch
		Austern	
Fleischwaren	22	fette Wurst	Schinken ohne Fettrand
		Streichwurst	kalter Braten
Butter	13	Butter	Margarine
		Koch- und Backfette	Pflanzenöle
		Mayonnaise	Spezial-Mayonnaise
Käse	8	fetter Käse	Mager-Käse (<30% Fett)
		fette Milchprodukte	fettarme Süßspeisen
		Milch-Schokolade	Obstkuchen ohne Schlagrahm
		Buttercremtorte	
		Eier	

Sehr häufig geht eine Hypercholesterinämie mit Übergewicht einher. In diesen Fällen ist eine *Gewichtsreduktion* um wenige Kilogramm zu Beginn der Ernährungstherapie im wahrsten Sinne des Wortes bahnbrechend. Es konnte wiederholt gezeigt werden, daß durch eine negative Energiebilanz mit Gewichtsabnahme die günstige Wirkung einer cholesterin-senkenden Diät deutlich verstärkt werden kann (11). Durch Gewichtsreduktion erzielt man eine deutliche Senkung des LDL-Cholesterinwertes verbunden mit einem Anstieg des HDL-Cholesterins. Die Gewichtsreduktion bei Übergewicht ist die wirksamste diätetische Maßnahme zur Erhöhung des HDL-Cholesterins. Alkoholzufuhr führt zwar auch zu einem Anstieg des HDL-Cholesterins, dies ist jedoch durch einen Anstieg von HDL_3-Cholesterin bedingt, das präventivmedizinisch nicht so bedeutsam ist.

Vermehrung der körperlichen Aktivität kann ebenfalls LDL-Cholesterin vermindern und HDL-Cholesterin anheben. Allerdings sind dazu körperliche Anstrengungen notwendig, die von den meisten Patienten mittleren Alters mit Koronarkrankheit nicht mehr ohne Risiko geleistet werden können.

Die Ernährungstherapie der *Hypertriglyceridämien* richtet sich nach der Entstehung und der Art der triglyceridreichen Lipoproteine, deren Konzentration im Serum erhöht ist. Für die Intensität der Ernährungstherapie ist nicht allein der Triglyceridwert im Serum entscheidend, sondern die Lipoprotein-Konstellation (VLDL, IDL, HDL, Chylomikronen). Für das ernährungstherapeutische Vorgehen muß man prinzipiell zwischen den sehr seltenen exogenen und den wesentlich häufigeren endogenen Hypertriglyceridämien unterscheiden.

Die bei *exogener* Hypertriglyceridämie vermehrt vorliegenden Chylomikronen sind nicht so atherogen wie VLDL oder IDL, sie bergen jedoch das Risiko z.B. einer Pankreatitis in sich. Für die Behandlung hat sich der Ersatz langkettiger Triglyceride durch mittelkettige Triglyceride bewährt. Die Zufuhr langkettiger Triglyceride sollte auf unter 50 g gesenkt werden, das heißt, alles sichtbare Fett muß weggelassen werden. An seine Stelle treten Streich- und Kochfette aus mittelkettigen Fettsäuren (4). Gleichzeitig, insbesondere bei Neigung zu Hyperlipoproteinämie Typ V, ist die Normalisierung der Energiebilanz und das Meiden von Alkohol wichtig.

Endogene Hypertriglyceridämien kommen als verschiedene Phänotypen bei unterschiedlichen Genotypen vor. Die größte Aufmerksamkeit bei ernährungstherapeutischen Maßnahmen erfordern Hypertriglyceridämien mit vermehrten VLDL aber auch vermehrten IDL und LDL, zuweilen auch erhöhtem Apo-B, und niedrigen HDL-Cholesterinwerten. Dieses Lipoproteinmuster kann man bei Patienten mit familiärer kombinierter Hyperlipidämie und mit Dys-β-Lipoproteinämie finden.

Bestandteile der Ernährungstherapie sind die Gewichtsreduktion bei Übergewicht, das Meiden von Alkohol und die Verminderung des Zuckerverzehrs (1, 5, 7, 14, 17). Alkoholzufuhr bewirkt durch eine vermehrte Bildung von VLDL-Triglyceriden in der Leber und eine Hemmung des Abbaus der Triglyceride im Serum einen Anstieg der Triglyceridkonzentrationen im Blut (15). Zwar macht sich bereits eine Verminderung des Alkoholkonsums bei den meisten Patienten durch Senkung der Triglyceridwerte im Blut bemerkbar, aber dennoch wird man auf einen Verzicht auf Alkohol hinwirken, da kaum ein Patient sich auf den Konsum geringer Mengen von Alkohol auf Dauer beschränken kann. Besonders ungünstig wirkt sich auf die postprandiale Lipämie die Kombination von Fett und Alkohol aus (16). Saccharose, in höheren Mengen verzehrt, führt aufgrund einer beschleunigten Phosphorylierung der Fruktose in der Leber und vermehrter Bildung von Triglyceriden in der Leber zu einer Begünstigung der Hypertriglyceridämie. In der praktischen Diätetik spielt dies aber wirklich nur bei hohem Konsum von Zucker, z.B. übergroßen Mengen von Süßigkeiten, saccharosehaltigen Getränken etc., eine Rolle (9).

Bei kombinierter Hyperlipoproteinämie führt eine Fettmodifikation auch zu einer günstigen Beeinflussung von LDL und IDL. In diesen Fällen haben zusätzlich zu den ω-6 Fettsäuren auch ω-3 Fettsäuren (Fischöle) eine therapeutische Bedeutung gewonnen (8, 13).

Zusammenfassend ist bei Fettstoffwechselstörungen eine Gewichtsreduktion und eine Umstellung der Ernährung von Lebensmitteln tierischer Herkunft vermehrt auf Lebensmittel pflanzlicher Herkunft mit einem geringeren Gehalt an Energie, Cholesterin sowie günstigerem Fett verbunden. Gleichzeitig bedeutet die Bevorzugung von Lebensmitteln pflanzlicher Herkunft einen größeren Ballaststoffgehalt, größere Nahrungsvolumina und damit frühere Sättigung. Nach neueren Erkenntnissen ist die Wirkung der ballaststoffreichen Kost weniger auf direkte Effekte der Ballaststoffe auf den Fettstoffwechsel als auf die soeben beschriebenen Eigenschaften von Lebensmitteln pflanzlicher Herkunft und damit indirekte Effekte zurückzuführen. Hypertriglyceridämien werden durch Verzicht auf Alkohol, Vermeiden von überhohem Zuckerkonsum und durch Fettmodifikation günstig beeinflußt. Der Normalisierung des Körpergeichts kommt eine grundlegende Bedeutung zu (17).

Literatur

1. Blacket RB, Woodhill JM, Leelarthaepin B, Palmer AJ (1975) Type-IV Hyperlipidemia and Weight-Gain after Maturity. Lancet 2:517–520.
2. Brown MS, Goldstein JL (1975) Regulation of activity of the low density lipoprotein receptor in human fibroblast. Cell 6:307–316.
3. Dietschy JM (1990) LDL Cholesterol: Its Regulation and Manipulation. Hospital Practice 15:67–78.
4. Furman RH, Howard RP, Brusco OJ, Alaupovic P (1965) Effects of medium chain length triglycdride (MCT) on serum lipids and lipoproteins in familial hyperchylomicronemia (dietary fat-induced lipemia) and dietary carbohydrate-accentuated lipemia. J Lab Clin 66:912–926.
5. Gotto AM, DeBakey ME, Foreyt JP, Scott LW, Thornby JI (1977) Dietary Treatment of Type IV Hyperlipoproteinemia. JAMA 237:1212–1215.
6. Grundy SM, Denke MA (1990) Dietary influences on serum lipids and lipoproteins. J Lipid Res 31:1149–1172.
7. Grundy SM (1975) Effects of Polyunsaturated Fats on Lipid Metabolism in Patients with Hypertriglceridemia. J Clin Invest 55:269–282.
8. Harris WS (1989) Fish Oils and Plasma Lipid and Lipoprotein Metabolism in Humans: a Critical Review. J Lipid Res 30:785–807.
9. Kaufmann NA, Poznanski R, Blondheim SH, Stein Y (1966) Changes in Serum Lipid Levels of Hyperlipemic Patients following the Feeding of Starch, Sucrose and Glucose. Am J Clin Nutr 4:261–269.
10. Keys A, Anderson JT, Grande F (1965) Serum cholesterol response to change in diet. I. Jodine value of dietary fat versus 2S-P. Metabolism 14:747–758.
11. Leelarthaepin B, Woodhill JM, Palmer AJ, Blacket RB (1974) Obesity, Diet, and Type-II Hyperlipidemia. Lancet 2:1217–1221.
12. Miettinen TA, Kesäniemi YA (1989) Cholesterol absorption: regulation of cholesterol synthesis and elimination and within-population variations of serum cholesterol levels. Am J Clin Nutr 49:629–635.
13. Mölgaard J, von Schenck J, Lassvik C, Kuusi T, Olsson A (1990) Effect of fish oil treatment on plasma lipoproteins in type III hyperlipoproteinaemia. Atherosclerosis 81:1–9.
14. Schlierf G, Oster P, Seidel D, Raetzer H, Schellenberg C, Heuck C, Wicklein RL (1977) Tagesprofile von Plasmalipiden und Lipoproteinen bei Patienten mit en-

dogener Hypertriglyceridämie (Typ IV – Hyperlipoproteinämie). Klin Wochenschr 55:161–167.
15. Taskinen MR, Nikkilä EA (1977) Nocturnal Hypertriglyceridemia and Hyperinsulinemia Following Moderate Evening Intake of Alcohol. Acta Med Scand 202: 173–177.
16. Wilson DE, Schreibman PH, Brewster AC, Arky RA (1970) The enhancement of alimentary lipemia by ethanol in man. J Lab Clin Med 75:264–274.
17. Wolfram G, Spann W (1988) Ernährungstherapie der Dyslipoproteinämien. Münch Med Wschr 130:248–250.

Therapie mit systemisch wirkenden Lipidsenkern

J. SCHNEIDER

Den nicht resorbierbaren Anionenaustauschern Colestyramin und Colestipol und dem Pflanzensterol Sitosterin, die sämtlich nur zur isolierten Cholesterinsenkung zu benutzen sind, und denen ein eigener Beitrag gewidmet ist, können die systemisch wirksamen Lipidsenker gegenübergestellt werden. Diese Substanzen werden enteral resorbiert und entfalten ihre Wirkung auf die Synthese und den Abbau von Lipiden und Lipoproteinen. Diese Medikamente wirken im Fettgewebe, in der Zirkulation und in der Leber. Mit der Verteilung im Organismus und der systemischen Wirkungsweise ist verbunden die Möglichkeit systemischer Nebenwirkungen.

Beeinflußbarkeit des Lipoproteinstoffwechsels durch systemisch wirksame Medikamente

Exogener Triglyceridstoffwechsel

Die im Dünndarm resorbierten Nahrungsfette sind Triglyceride aus langkettigen Fettsäuren. Sie werden mit dem resorbierten Cholesterin der Nahrung im Dünndarmepithel in Form von Chylomikronen verpackt und nach gewissen Modifikationen in den Lymphbahnen und dem Ductus thoracicus am Venenwinkel in die Zirkulation gebracht. Ihr lipolytischer Abbau wird durch die Lipoproteinlipase bewerkstelligt, ein Enzymsystem, das oberflächlich im Kapillarendothel verankert ist und durch Heparin aktiviert werden kann. Zur Behandlung eines Mangels an Lipoproteinlipase selbst oder dem physiologischen Aktivator der Lipoproteinlipase, dem Apoprotein C II, gibt es keine praktikable medikamentöse Möglichkeit. Bei primären reinen oder überwiegenden Hyperchylomikronämien besteht die einzige Behandlung deshalb in einer sehr strengen Begrenzung der täglichen Zufuhr an langkettigen Triglyceriden auf etwa 30 g, individuell auszutesten. Im Gegensatz dazu kann man bei sekundärem Chylomikronämiesyndrom beim schlecht eingestellten Diabetes, die Chylomikronenklärung durch Insulingaben begünstigen. Chylomikronen sind nach dem heutigen Kenntnisstand nicht atherogen, das gilt aber offensichtlich nicht von den nach Triglyceridlipolyse übrig bleibenden cholesterinreicheren Remnants, die normalerweise von der Leber schnell aufgenommen und verstoffwechselt werden. Auf diese Weise verringert das resorbierte Nahrungscholesterin die Aktivität der hepatischen LDL-Rezeptoren und trägt damit zur ernährungsbedingten Hypercholesterinämie bei. Die Behandlungsbedürftigkeit exzessiver Hypertriglyceridämien rührt nicht her aus einem erhöhten Atheroseriskio, sondern aus der erhöhten Gefahr von akuten Pankreatitiden.

Endogener Triglyceridstoffwechsel

Die *Leber* ist der Syntheseort der VLDL, Partikeln, in denen alle in der Leber gebildeten Triglyceride verpackt und sezerniert werden müssen, wenn sie nicht am Entstehungsort liegenbleiben sollen. Die Herkunft der Fettsäuren für die endogene Triglyceridsynthese ist vielfältig, z.T. kommen sie als „Freie Fettsäuren" durch die Zirkulation aus der Lipolyse des peripheren Fettgewebes, z.T. aus den Lipoproteinen, die von der Leber aus der Zirkulation aufgenommen wurden und schließlich aus der de-nhovo Synthese aus überschüssigen Energieträgern, die in Form von Kohlenhydraten und Alkohol eingenommen wurden. In der Leber werden diese Kalorienträger in die für den Organismus ökonomischste Speicherform für Energie, eben Triglyceride, umgebaut. VLDL unterliegen in der Zirkulation wieder dem Einfluß von Lipoproteinlipase, durch Triglyceridverarmung entstehen immer cholesterinreichere Partikeln, intermediäre Lipoproteine (IDL) bis hin zu den LDL. IDL können wie LDL über den Apo BE-Rezeptor auf Zelloberflächen aus der Zirkulation entfernt werden, wobei die Leber wieder das Hauptaufnahmeorgan darstellt. VLDL-Erhöhungen sind unter vielen, wenn vielleicht auch nicht allen Umständen, atherogen. Besonders gilt das für VLDL-Vermehrungen im Rahmen einer kombinierten familiären Hyerlipoproteinämie mit erhöhtem Apo-Protein B-Spiegel und bei sekundären Hyperlipoproteinämien, z.B. beim Typ II Diabetes und bei der chronischen Niereninsuffizienz. Isolierte Vermehrung von IDL ist das Charakteristikum der Typ III-Hyperlipoproteinämie (Synonyme: Hyperlipoproteinämie mit breiter Beta-Bande, familiäre Dyslipoproteinämie, Apo E2-Hyperlipoproteinämie). Die Abbaustörung der IDL beinhaltet ein hohes Atheroseriskio, nicht nur bezüglich koronarer Herzkrankheit, sondern auch der arteriellen Verschlußkrankheit der Beine.

Medikamentös läßt sich die Synthese wie der Abbau von VLDL–IDL durch Fibrate und durch Nikotinsäure und ihre Derivate günstig beeinflussen. Nikotinsäure hemmt die Lipolyse im peripheren Fettgewebe und vermindert möglicherweise dadurch die Triglycerid- und Cholesterinsynthese und darauf folgend die VLDL-Produktion in der Leber. Unter Fibraten ist die VLDL-Produktion ebenfalls vermindert und der VLDL-Abbau gesteigert, wobei die zum Tragen kommenden Mechanismen nicht bis ins Einzelne klar sind.

Zur medikamentösen Behandlung von Hyperlipoproteinämien mit erhöhten VLDL-Spiegeln (Fredrickson Typ IV) (ausschließliche oder überwiegende Hypertriglyceridämie nach Ausschluß einer Chylomikronämie) werden in den USA vorwiegend Nikotinsäure, in Europa hauptsächlich Fibrate eingesetzt. Letztere sind auch die Standardtherapie bei Typ III-Hyperlipoproteinämie.

In der medikamentösen Behandlung kombinierter Hyperlipoproteinämien (Fredrickson Typ II b) (VLDL- und LDL-Vermehrung, Triglycerid- und Cholesterinvermehrung im Serum) haben sich die Fibrate und Nikotinsäure seit langem bewährt und sind weiterhin die Medikation der ersten Wahl.

LDL-Cholesterinstoffwechsel

Neben der hepatischen Sekretion von kleineren, relativ cholesterinreichen Partikeln, über deren Ausmaß und Bedeutung beim Menschen keine einhellige Meinung vorherrscht, stammt die Hauptmenge der LDL aus dem intravasalen Abbau von VLDL über IDL hin zu LDL. Aus diesem Grunde ist bei einer Verminderung der VLDL-Produktion in der Leber u. U. auch mit einer LDL-Verminderung zu rechnen. Umgekehrt können bei einer Steigerung des VLDL-Abbaus evtl. mehr LDL, zumindest zeitweise, anfallen. So ist es zu erklären, daß es, üblicherweise nur bei sehr niedrigen LDL-Ausgangswerten und dann immer innerhalb des Normbereiches, unter einer Fibrattherapie zu einem leichten Anstieg des LDL-Cholesterins kommen kann. Das stellt den therapeutischen Nutzen nicht in Frage.

Erhöhte LDL sind *die atherogene Lipoproteine* par excellance. Jede cholesterinsenkende Maßnahme ist deshalb primär darauf gerichtet, die LDL-Konzentration im Blut zu normalisieren. Die wesentliche Determinante der aktuellen LDL-Partikelzahl in der Zirkulation bei isolierter Hypercholesterinämie (Maß: LDL-Cholesterin) ist bei der familiären Hypercholesterinämie nicht die Produktionsrate, sondern die Abbaukapazität.

Diese Abbaukapazität besteht in erster Linie aus der Gesamtaktivität von LDL-Rezeptoren, von denen sich wiederum der überwiegende Anteil in der Leber befindet. Neben diätetischen Maßnahmen, wie sie sich aus den oben gemachten Bemerkungen zu den Chylomikronenremnants ergeben, führt die Blockade des enterohepatischen Kreislaufs der Gallensäuren (entweder durch Anionenaustauscher oder durch partiellen Ileum-Bypaß) zu einer Verminderung des intrahepatischen Sterol-Bestandes, welche der Hepatozyt im letzteren Falle durch Steigerung der Cholesterineigensynthese und durch gesteigerte Expression von LDL-Rezeptoren beantwortet. Das therapeutische Ziel, eine zügigere Elimination von LDL aus der Zirkulation, läuft deshalb unter den unterschiedlichsten Maßnahmen über die gemeinsame Endstrecke Aktivierung der LDL-Rezeptoren. Dieses Ziel ist seit einigen Jahren mit der Verfügbarkeit von HMG-CoA-Reduktasehemmern nun auch auf systemischem Wege zu erreichen. In der Behandlung von LDL-bedingten Hypercholesterinämien sind deshalb neben den Anionenaustauschern (s. Beitrag Kaffarnik, S. 43) diese auch Cholesterinsynthesehemmer genannten Präparate die der ersten Wahl. Die bisher auf dem Markt befindlichen Präparate sind unter Berücksichtigung der Dosisäquivalenz gleich gut wirksam. Inwieweit den nachgewiesenen pharmakologischen Unterschieden klinische Relevanz zukommt, wird kontrovers diskutiert und bedürfte zur endgültigen Klärung eines geblindeten direkten Vergleiches (s. Beitrag Dammann, S. 33).

Reverser Cholesterintransport

Daß Alpha-Lipoproteine eine umgekehrte proportionale Beziehung zum Gefäßrisiko beinhalten, war bereits Mitte der 50er Jahre erkannt worden. Seit Ende der 70er Jahre hat diese Beobachtung Eingang in die praktische Medizin gefunden. Vermittelt im kausalen Sinne wird diese epidemiologische Feststellung wesentlich durch die Rolle der HDL, zumindest von Unterfraktionen wie HDL_2 oder Apo A I-HDL, beim reversen Cholesterintransport. Cholesterin ist ein für die Struktur tierischer Zellen essentieller Baustein, aber auch ein Stoffwechselendprodukt, das zwar fast ubiquitär synthetisiert und von den meisten Zellen auch noch über LDL-Rezeptoren aufgenommen wird, in quantitativem Ausmaß aber nur vom Hepatozyten in eine ausscheidungsfähige Form, nämliche Gallensäuren, metabolisiert werden kann. Von dem minimalen Anteil von Cholesterin, der zur Synthese von Steroidhormonen benutzt oder über Haut und Schleimhautabschilferung abgestoßen wird, einmal abgesehen, muß alles übrige Cholesterin irgendwann aus dem gesamten Organismus zur Leber transportiert werden, um dem oxidativen Abbau zugeführt werden zu können. Hierzu dient der reverse Cholesterintransport. Aufgrund dieser neueren Kenntnisse ist der (Antiatherosklerose-)Risikoindikator HDL-Cholesterin der 70er Jahre inzwischen zu einem Maß für kausale Prozesse geworden, die die vorzeitige Entwicklung von atherosklerotischen Gefäßerkrankungen hemmen.

Die Serumkonzentration von HDL-Cholesterin oder von Apo A I als anderem Maß für die HDL-Menge in der Zirkulation ändert sich unter allen bisher benannten systemisch wirkenden Lipidsenkern in günstiger Weise, d.h. es kommt gleichzeitig mit den primär gewünschten Senkungen atherogener Lipoproteine zu einem mehr oder weniger deutlichen Anstieg des HDL-Cholesterins. Dieser Effekt hat sich in einer primären medikamentösen Präventionsstudie (Helsinki-Studie, New Engl J Med 1987 317:1237) als Beitrag zur Verbesserung der Prognose herausgestellt. Folglich sind HDL-Cholesterinanstiege unter medikamentöser Lipidsenkung durchaus erwünscht, sie stellen aber kein isoliertes Therapieziel dar, d.h. ein niedriger HDL-Cholesterinwert für sich ist keine Indikation zum Einsatz eines Lipidsenkers.

Andere Wirkungsweisen von systemischen Lipidsenkern

Im Gegensatz zu Fibraten, Nikotinsäuren und ihren Derivaten und den HMG CoA-Reduktasehemmern fällt unter *Probucol* der HDL-Cholesterinwert ab, verglichen zum LDL-Cholesterin häufig sogar überproportional, so daß das Verhältnis LDL/HDL-Cholesterin oder Nicht-HDL/HDL-Cholesterin sogar ansteigt. Für Probucol wird in Anspruch genommen, daß die antiatherogene Wirkung weniger auf der Senkung atherogener Lipoproteine als auf seiner antioxidativen Wirkung beruht. In der Tat läßt sich mit Probucol eine Cholesterinfütterungsatherosklerose im Labortier verhindern, sogar rückgängig machen, auch wenn die Serumlipoproteine nur wenig verändert werden. Entsprechende Daten beim Menschen stehen allerdings noch aus. Die beobachtete HDL-Erniedrigung müßte dann u.U. ganz unorthodox interpretiert werden.

Die empfohlene Tagesdosis für Probucol (Lurselle®) ist 1 g, häufigste Nebenwirkungen sind gastrointestinale Beschwerden, selten Schwindel, Pruritus, Transaminasenanstiege. Wegen möglicher Verlängerung der QT-Zeit EKG-Kontrolle!

Mehr als historische Reminiszenz bleibt die rechtsdrehende Form von Thyroxin, das *d-Thyroxin* zu erwähnen. Reines d-Thyroxin behält die metabolischen Wirkungen des Schilddrüsenhormons L-Thyroxin, d.h. es kommt wie bei der Hyperthyreose zum früher diagnostisch verwerteten „Cholesterinsturz", bedingt durch eine gesteigerte Cholesterinoxidation und Bildung sowie Ausscheidung von Gallensäuren. Da die kardiovaskulären Wirkungen des L-Thyroxins fehlen, wurde d-Thyroxin zur Cholesterinsenkung eingesetzt mit für heutige Verhältnisse mäßigem Erfolg, weshalb dieses Therapiekonzept weitgehend verlassen worden ist.

Differentialtherapeutisches Resümee

In der Physiologie und Pathophysiologie lassen sich grundsätzlich und für praktische Belange vier Lipoproteinklassen und vier Transportwege unterscheiden:

1. Die Chylomikronen, mit denen der exogene Triglyceridtransport bewerkstelligt wird, dessen Störung einer medikamentösen Dauertherapie nicht zugänglich ist,
2. die VLDL (und IDL), über die der endogene Triglyceridtransport läuft,
3. aus diesen intravasal entstehend, die LDL, die Haupttransporteure und -distributeure von Cholesterin und
4. die HDL, die zumindest teilweise am reversen Cholesterintransport beteiligt sind.

Aufgrund ihres Ansatzpunktes sind Fibrate und Nikotinsäure und Derivate bei Hyperlipoproteinämien indiziert, die mit einer Vermehrung der VLDL in der Zirkulation einhergehen (Typ IV, II b). HMG CoA-Reduktasehemmer sind demgegenüber (zusammen mit nicht resorbierbaren Medikamenten) bei der isolierten (LDL)-Hypercholesterinämie (Typ II a) und bei kombinierten Hyperlipoproteinämien mit überwiegender Hypercholesterinämie (Typ II b) indiziert. Eine isolierte HDL-Cholesterinerniedrigung stellt keine Indikation für eine medikamentöse Behandlung dar.

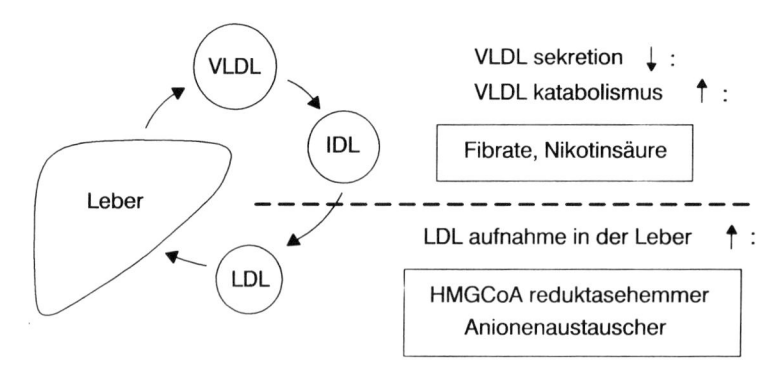

Abb. 1. Wirkungsmechanismen lipidsenkender Medikamente

Probucol wird bei therapieresistenter Hypercholesterinämie eingesetzt, wobei heute weniger die Lipidsenkung als solche als die antioxidative Wirkung in der Kausalkette LDL-Erhöhung – oxidierte LDL-Aufnahme in Makrophagen – Schaumzellenentstehung zum Tragen kommen dürfte.

Nebenwirkungen

Wie aus anderen Gebieten medikamentöser Therapie mit breitem Angebot an Alternativen geläufig, wird die Entscheidung, welche Behandlung im individuellen Falle auf Dauer möglich ist, nicht nur von der Wirkung, sondern auch von den Nebenwirkungen bestimmt. Wenn auch die Wahlmöglichkeit bei der Behandlung der Hyperlipoproteinämien gegenüber beispielweise der Hochdrucktherapie eingeschränkt erscheint, so ist sie doch auch hier in Betracht zu ziehen. Bereits vorausschauend sollten Patienten mit schon vorbestehender eingeschränkter Glukosetoleranz oder manifestem Diabetes nach Möglichkeit nicht mit Nikotinsäure behandelt werden, ebenso wie sich bei bestehender chronischer Obstipation eine Behandlung mit Anionenaustauschern auf Dauer nicht durchführen lassen wird. Auch hier bestätigen Ausnahmen gelegentlich die Regel.

Bei eingetretener Nebenwirkung eines Präparates führt gelegentlich bereits Umsetzen auf ein anderes derselben Gruppe (z.B. innerhalb der Fibrate) zu besserem Erfolg, ansonsten sind die genannten Medikamente austauschbar, solange die Zielgrößen Triglycerid-Erhöhung/VLDL-Vermehrung gegenüber Cholesterin-Erhöhung/LDL-Vermehrung nicht aus dem Auge verloren werden.

Die tabellarische Auflistung der häufigeren oder klinisch bedeutsamen Nebenwirkungen soll nicht den Eindruck erwecken, die genannten Stoffgruppen seien mit einer hohen Rate an Nebenwirkungen behaftet. Die bei uns üblichen lipidsenkenden Medikamente haben eine niedrige Rate an Nebenwirkungen, was sich schon aus der guten Akzeptanz bei den Patienten ergibt, wenn die Indikation stimmt und die Patienten entsprechend aufgeklärt sind.

Tabelle 1. Fibrate

	empfohlene Tagesdosis	Nebenwirkungen
Bezafibrat (Cedur®)	200– 600 mg	Gastrointestinale Beschwerden, Übelkeit, Transaminasenanstieg, CK-Erhöhung (aus der Skelettmuskulatur), Muskelschmerzen, Libidoverminderung, Impotenz, Haarausfall. Galle wird lithogener. Bei Etofibrat Hautrötung durch den Nikotinsäureanteil des Moleküls.
Clofibrat	1000–1500 mg	
Etofibrat (Lipo-Merz®)	500–1800 mg	
Etophyllin-Clofibrat (Duolip®)	500–1500 mg	
Fenofibrat (Lipanthyl®)	200– 300 mg	
Gemfibrozil (Gevilon®)	450–1350 mg	

Tabelle 2. Nikotinsäure und Derivate

	empfohlene Tagesdosis	Nebenwirkungen
Nikotinsäure (Nicodan®)	1–8 g	Gastrointestinale Beschwerden, Übelkeit, Verschlechterung der Glucosetoleranz/Diabeteseinstellung Harnsäureanstieg, Transaminasenanstieg Flush meist nur initial und bei nicht regelmäßiger Einnahme dagegen: einschleichende Dosierung, evtl. Acetylsalicylsäure vorweg
Xantinolnicotinat (Complamin®)	2–3 g	
β-Pyridylcarbinol (Ronicol®)	0,6–1,5 g	
Acipimox (Olbemox®)	0,5–1 g	

Tabelle 3. HMG-CoA-reduktase-hemmer (Cholesterinsynthesehemmer)

	empfohlene Tagesdosis	Nebenwirkungen
Lovastatin (Mevinacor®)	20–80 mg	Gastrointestinale Beschwerden Transaminsaseanstieg CK-Anstieg, Myalgie Myopathie, Myolyse Schwindel, Schlafstörung Vigilanzstörung (?)
Pravastatin (Pravasin®) (Liprevil®)	10–40 mg	
Simvastatin (Zocor®) (Denan®)	10–40 mg	

Literaturhinweise

Assmann G (1982) Lipidstoffwechsel und Atherosklerose. Schattauer, Stuttgart.
Dukes MNG, Kimbel KH (1985) Arzneirisiken in der Praxis. Urban und Schwarzenberg, München, Wien, Baltimore S. 512–525.
Kruse W, Oster P, Schlierf G (1990) Spektrum Lipidsenker. Aesopus, Basel.
Schneider J, Hausmann L, Kaffarnik H (1989) Fettstoffwechselstörungen und Arteriosklerose. In: Therapie Handbuch, Hrsg.: Krück F, Kaufmann W, Bunte H, Gladtke E, Tölle R. Urban und Schwarzenberg, München, Wien, Baltimore, S. 1079–1087.
Stone NJ (1989) Hyperlipoproteinemia. In: Conn's Current Therapy, Rakel RE (Ed) WB Saunders Philadelphia, London, Toronto, Montreal, Sydney, Tokio, S. 503–510.

CSE-Hemmer: Besitzen Hydrophilie oder Lipophilie dieser Substanzen eine klinische Relevanz?

H. G. Dammann

Die neu entwickelten HMG-CoA-Reduktase-Inhibitoren stellen aufgrund ihres klar definierten Wirkmechanismus, ihrer hohen klinischen Wirksamkeit und ihrer einfachen Applikationsform einen wesentlichen Fortschritt in der Therapie von Fettstoffwechselstörungen dar. Derzeit sind in Deutschland drei Cholesterinsynthese-Enzymhemmer, nämlich Lovastatin, Simvastatin und Pravastatin verfügbar. Die lipophilen CSE-Hemmer Lovastatin und Simvastatin sind Prodrugs, die nach oraler Applikation durch ubiquitär vorkommende Esterasen in ihre aktive β-Hydroxysäureform überführt werden. Das hydrophile Pravastatin weist dagegen von vornherein die aktive β-Hydroxysäureform auf. Gerade diese unterschiedlichen Charakteristika der CSE-Hemmer – Prodrug versus aktive Form, Hydrophilie versus Lipophilie – werden derzeit im Hinblick auf ihre klinische Relevanz kontrovers diskutiert (24).

Strukturelle Unterschiede

Lovastatin, Simvastatin und Pravastatin weisen in ihrer chemischen Struktur einige Unterschiede auf. So besitzen Lovastatin und Simvastatin im Gegensatz zu Pravastatin einen Lactonring. Diese beiden CSE-Hemmer sind weiterhin in Position 6 des Dekalinrings durch eine Methylgruppe charakterisiert (Abb. 1). In dieser Lokalisation besitzt Pravastatin dagegen eine Hydroxylgruppe. Zusätzlich enthält Simvastatin im Gegensatz zu Prava- und Lovastatin eine weitere Methylgruppe in der Seitenkette des Dekalinringes (13). Diese strukturellen Unterschiede bewirken eine ausgeprägte Lipophilie von Lovastatin und Simvastatin, während Pravastatin vornehmlich durch die Hydroxylgruppe, aber auch durch die bereits vorliegende β-Hydroxysäureform ausgesprochen hydrophil ist (9, 25) (Abb. 1).

Da die 3 genannten Substanzen dem gleichen Wirkprinzip folgen, nämlich der reversiblen, kompetitiven Hemmung der HMG-CoA-Reduktase, stellt sich die Frage, ob diese vergleichsweise geringen strukturellen Unterschiede auf die Wirksamkeit und insbesondere auf das Nebenwirkprofil dieser Substanzen Einfluß nehmen können.

Eine Determinante für die Wirkstärke der CSE-Hemmer stellt die Dissoziationskonstante (Ki) dar. Sie gibt Auskunft über das Ausmaß der Affinität zwischen den CSE-Hemmern und der HMG-CoA-Reduktase. In vitro-Un-

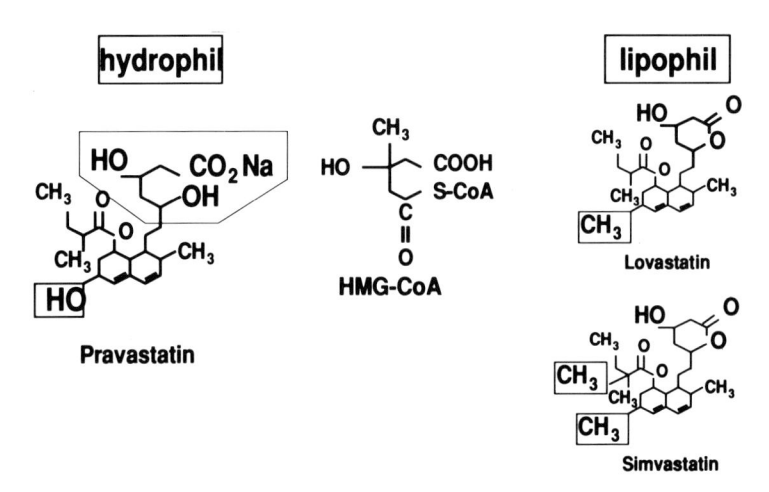

Abb. 1. Strukturformeln der CSE-Hemmer. Die drei derzeit im Handel befindlichen CSE-Hemmer unterscheiden sich in zwei Punkten:
1. Lovastatin und Simvastatin sind sogenannte Prodrugs, da ihre Lactonringstruktur im Organismus erst zur aktiven Säureform hydrolysiert werden muß.
2. Lovastatin und Simvastatin besitzen in Position 6 des Decalinrings eine Methyl-, Pravastatin dagegen eine Hydroxylgruppe. Zusätzlich weist Simvastatin in der Seitenkette eine weitere Methylgruppe auf.

tersuchungen zeigen, daß die Dissoziationskonstanten des Lovastatins und Simvastatins im Vergleich zu Pravastatin um eine 10-Potenz höher liegen. Hieraus kann jedoch nicht auf eine höhere Wirkstärke von Lovastatin und Simvastatin gegenüber Pravastatin geschlossen werden. Das natürliche Substrat der HMG-CoA-Reduktase, das HMG-CoA, weist nämlich nur eine Bindungskonstante (Km) von 4×10^{-6} mmol/l auf. Aus dieser niedrigen Bindungskonstante des HMG-CoA/HMG-CoA-Reduktase-Komplexes folgt, daß die Affinität der CSE-Hemmer zum Enzym um mindestens den Faktor 10^3 stärker ausgeprägt ist als die des natürlichen Substrates (13). Zahlreiche klinische Therapiestudien an großen Patientenkollektiven zeigen dementsprechend zwischen den einzelnen CSE-Hemmern in ihren empfohlenen Tagesdosierungen (Lovastatin 20–80 mg; Pravastatin und Simvastatin 10–40 mg) keinen Unterschied hinsichtlich der Senkung des Gesamtcholesterins, des LDL-Cholesterins und der Triglyceride bzw. der HDL-Erhöhung (Tabelle 1).

Leberselektivität der CSE-Hemmung

Als Ausdruck für die leberselektive Wirkung der CSE-Hemmer gilt die systemische Bioverfügbarkeit. Hier wurden für die Prodrugs Lovastatin und Simvastatin im Vergleich zu Pravastatin Vorteile geltend gemacht. Diese

Tabelle 1. CSE-Hemmer. Langzeit-Wirksamkeit im Vergleich (mittlere Senkungsraten in Prozent)

	Pravastatin[a] 10–40 mg	*Lovastatin*[b] 20–80 mg	*Simvastatin*[c] 10–40 mg
Gesamt-Cholesterin	−25	−23	−30
LDL-Cholesterin	−36	−32	−38
HDL-Cholesterin	+10	+ 8	+11
Triglyzeride	−15	−15	−15

[a] nach Betteridge et al., 1990 (3) (gepoolt; nach 24 Monaten, n = 306, mittl. Dosis 32 mg)
[b] nach Bradford, 1991 a, b (6, 7) (gepoolt; nach 11 Monaten, n = 6990; mittl. Dosis 45 mg; nach 22 Monaten bei n = 831; LDL-Cholesterin-Senkung − 34 %; mittl. Dosis 47 mg)
[c] nach Boccuzzi et al., 1991 (4) (gepoolt; nach 24 Monaten, n = 200; mittl. Dosis 32 mg)

stützten sich 1. auf hohe hepatische Extraktionsraten im Hundemodell und 2. als Folge davon auf niedrige periphere Plasmaspiegel (10).

Diese im Hundemodell erhobenen Befunde für Lovastatin und Simvastatin bedürfen jedoch der näheren Interpretation. Werden diese CSE-Hemmer wie das Pravastatin als β-Hydroxysäureform dem Hund appliziert, so fällt deren hepatische Extraktionsrate deutlich ab und es stellen sich wie beim Pravastatin hohe Plasmakonzentrationen ein. Der Hund weist hier hinsichtlich der Pharmakokinetik der CSE-Hemmer offensichtlich speziesspezifische Besonderheiten auf. Bei gesunden Probanden konnten nämlich im Gegensatz zum Hund keine Unterschiede in der systemischen Bioverfügbarkeit zwischen Lovastatin und Pravastatin nachgewiesen werden. Die systemische Bioverfügbarkeit des Lovastatins gemessen am AUC-Wert (area under curve) der totalen Hemmaktivität liegt im Vergleich zu Pravastatin sogar um 50% höher (285 versus 189 ng/Äquivalent × h/ml). Für die orale Dosierungsform ergibt sich somit für Pravastatin und Lovastatin eine systemische Bioverfügbarkeit von 17 bzw. 33% (18). Für Simvastatin wird beim Menschen dieselbe hepatische Extraktionsrate wie für Pravastatin berichtet (17, 30).

Die systemische Bioverfügbarkeit der einzelnen CSE-Hemmer errechnet sich aus der Summe der aktiven Metaboliten. Lovastatin und Simvastatin unterliegen im Vergleich zu Pravastatin einer ausgeprägten Metabolisierung. Hierbei entstehen Metabolite mit ebenfalls starker Reduktasehemmwirkung, so daß auf die β-Hydroxysäureform dieser beiden CSE-Hemmer nur ein Viertel bzw. ein Drittel der meßbaren Hemmaktivität zurückzuführen ist. Beschränkt man sich ausschließlich auf die β-Hydroxysäureform dieser beiden CSE-Hemmer, so wird verständlich, daß sich hieraus eine geringe Plasmakonzentration und damit eine niedrige systemische Bioverfügbarkeit ergibt. Die systemische Bioverfügbarkeit der einzelnen CSE-Hemmer ergibt sich jedoch aus der Summe aller aktiven Metabolite. Werden diese aktiven Metabolite neben der β-Hydroxysäureform von Lovastatin und Simvastatin mitberücksichtigt, resultiert daraus naturgemäß ein Anstieg in der Plasmakonzentration und eine höhere systemische Bioverfügbarkeit. Somit liegt die systemische Bioverfügbarkeit des Pravastatins im Vergleich zu Lovastatin und Simvastatin in gleicher Größenordnung (9) (Tabelle 2).

Tabelle 2. Pharmakologische/Pharmakokinetische Eigenschaften der CSE-Hemmer

	Lovastatin (Prodrug)	Simvastatin (Prodrug)	Pravastatin (Na^+-Salz der aktiven Substanz)
Physikochemische Charakteristik	lipophil	lipophil	hydrophil
Plasmaprotein-Bindung	hoch	hoch	gering
Hepatische Extraktionsrate b. Menschen	ca. 2/3	ca. 2/3	ca. 2/3
Systemische Bioverfügbarkeit bezogen auf orale Dosis	20–33%	14–28%	17%
Eliminationsweg	überwiegend hepatisch	überwiegend hepatisch	dual
Kumulation bei Niereninsuffizienz	ja (Halbwertszeit verlängert)	*	nein
Liquorgängigkeit	ja	*	nein
Medikamentöse Interaktionen	mit [a], [b]	mit [b] (für [a*])	mit [c]

[a] Cyclosporin, Erythromycin, Gemfibrozil, Nikotinsäure
[b] Digitalis, Vitamin-K-Antagonisten
[c] Antacida, Austauscherharze
[*] keine Angaben verfügbar

Klinische Relevanz der Hydrophilie

Die Frage nach der klinischen Relevanz der hydrophilen bzw. lipophilen Eigenschaften der CSE-Hemmer steht derzeit im besonderen Brennpunkt der Diskussion (24). Eine zweifelsfreie Charakterisierung von Hydrophilie und Lipophilie gelingt mit dem logarithmischen Verteilungskoeffizienten von Substanzen in N-Octanolpuffer. Verteilungskoeffizienten unter 1 zeigen Hydrophilie, über 1 Lipophilie an. Der logarithmische Verteilungskoeffizient des Pravastatins beträgt 0,59, die Verteilungskoeffizienten der β-Hydroxysäureformen von Lovastatin und Simvastatin 50 bzw. 115 (25) (Abb. 2).

Alle verfügbaren in vitro- und in vivo-Daten zeigen, daß die 3 CSE-Hemmer aufgrund der besonderen Struktur der Leberzellmembran und aktiver carrier-vermittelter Transportmechanismen im gleichen Ausmaß von der Leberzelle aufgenommen werden. Im Gegensatz hierzu erleichtert die lipophile Eigenschaft des Lovastatins und Simvastatins im Gegensatz zum hydrophilen Pravastatin ihre Passage in extrahepatische Zellen, wie z. B. im Hoden, in den

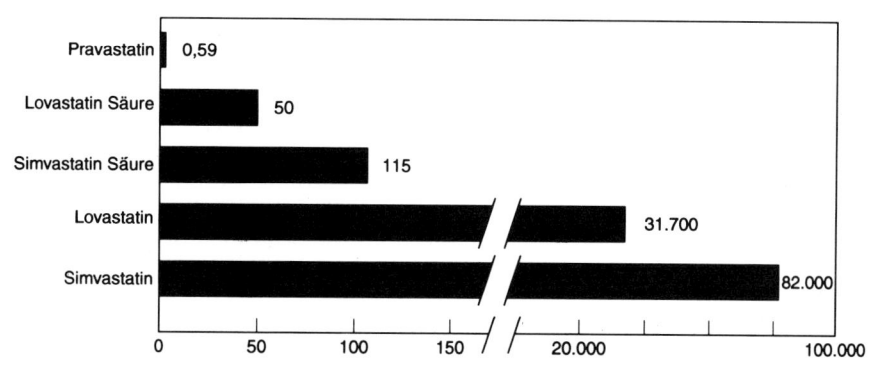

Abb. 2. Verteilungskoeffizienten der CSE-Hemmer in n-Octanolpuffer bei pH 7,0

Nebennieren und im ZNS. Dementsprechend liegen die Cholesterinsynthesehemmraten unter Lovastatin und Simvastatin im Vergleich zu Pravastatin in peripheren Geweben um ein Vielfaches höher. Für die Leberselektivität eines CSE-Hemmers sind die Cholesterinsynthesehemmraten in peripheren Geweben von entscheidender Bedeutung (Abb. 3). Unterschiede in den Organverteilungen gemessen an Gewebekonzentrationen, wie sie von Germershausen et al. gefunden wurden, lassen deshalb keine definierten Rückschlüsse auf die Leberselektivität dieser Substanzen zu (9, 12, 15, 19, 27).

Im Hinblick auf Arzneimittelinteraktionen, ZNS-Nebenwirkungen und der Entwicklung von Myopathien könnte die physiko-chemische Eigenschaft der Hydrophilie des Pravastatins eine besondere klinische Relevanz aufweisen.

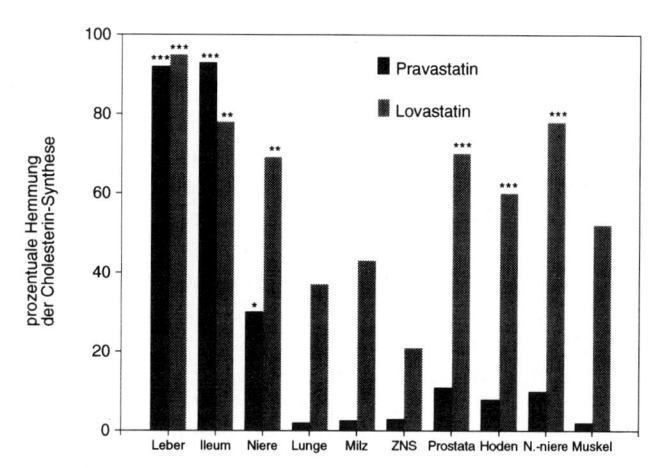

Abb. 3. Cholesterinsynthesehemmung (in %) durch Pravastatin und Lovastatin in verschiedenen Organen der Ratte. 2 Stunden nach oraler Gabe (24 mg/kg, je n = 6) wurde die Sterolsynthese in Gewebeschnitten gemessen
(* $p<0,05$; ** $p<0,01$; *** $p<0,001$)

Grundsätzlich weisen hydrophile Substanzen wie Pravastatin eine niedrige Plasma-Eiweißbindung auf und besitzen daher im Gegensatz zu lipophilen Substanzen mit hoher Eiweißbindung nur ein geringes Interaktionspotential mit Medikamenten, die gleichfalls durch eine hohe Plasma-Eiweißbindung wie z. B. Vitamin K-Antagonisten oder Digitalispräparaten charakterisiert sind (Tabelle 2). Die Eiweißbindung des Pravastatins beträgt 55–60%, die des Simvastatins und Lovastatins über 95%. In der Tat sind unter Lovastatin und auch unter Simvastatin klinisch relevante Interaktionen mit Vitamin K-Antagonisten und Digitalispräparaten beobachtet worden (9).

Im Gegensatz zu Lovastatin überschreitet Pravastatin als hydrophile Substanz mit einem Molekulargewicht von 446 die Bluthirnschranke nicht (5). Interessanterweise vermögen jedoch einige hydrophile Substanzen wie z. B. Äthanol die Bluthirnschranke zu passieren. Diese Substanzen weisen jedoch eine wesentlich geringere Molekülgröße bzw. ein wesentlich niedrigeres Molekulargewicht (z. B. Äthanol: 47) auf. Grundsätzlich gilt, daß hydrophile Substanzen mit einem Molekulargewicht über 90 die Bluthirnschranke nicht zu durchdringen vermögen (11).

Diese besondere Eigenschaft des Pravastatins könnte Unterschiede im Nebenwirkprofil der CSE-Hemmer erklären. So fanden sich in Placebo-kontrollierten klinischen Therapiestudien unter Pravastatin und Placebo eine nahezu identische Häufigkeit der Nebenwirkungen (Tabelle 3). Dies gilt auch für Schlafstörung. Für Lovastatin und Simvastatin liegen jedoch Berichte über Schlafstörungen vor (1, 23). In einer in einem Schlaflabor sorgfältig durchgeführten doppelblinden Untersuchung konnten im Vergleich Lovastatin zu Pravastatin nur unter Lovastatin negative Einflüsse auf das Schlafverhalten nachgewiesen werden. Schließlich schränkt Lovastatin die psychomotorische Leistungsfähigkeit (daytime performance) des Menschen signifikant ein. Pravastatin läßt dagegen die daytime performance unbeeinflußt (8, 28, 22).

Gerade im Hinblick auf die Langzeittherapie mit CSE-Hemmern gewinnt die Häufigkeit muskulärer Nebenwirkungen eine besondere klinische Relevanz. Unter dem hydrophilen Pravastatin entwickelte in klinisch kontrollierten Therapiestudien an über 12000 Patienten nur ein Patient einer fragliche Myopathie (Tabelle 4). Dies entspricht einer Inzidenz von <0,008%. Für Lovastatin und Simvastatin wird aus klinischen Studien dagegen die Myopathie-Inzidenz mit 0,5 bzw. 0,08% angegeben (2, 16). Bei mittlerweile über einer Million mit Pravastatin behandelter Patienten ergaben sich bisher weltweit nur weitere 4 fragliche Myopathiefälle. Legt man diese Zahlen zugrunde, ergibt dies eine Inzidenz von 0,0005%.

In Kombination mit Cyclosporin, Gemfibrozil und Nikotinsäure steigt unter Lovastatin die Myopathieinzidenz (30, 5 bzw. 2%) an. Daneben gibt es Myopathie-Kasuistiken über die Kombination mit Erythromycin (20). Dies steht im Gegensatz zu den bisher bekannten Pravastatindaten. In kontrollierten klinischen Therapiestudien entwickelten sich unter Pravastatin in Kombination mit Gemfibrozil bzw. Nikotinsäure keine Myopathien. Auch für die Kombination mit Erythromycin fehlen entsprechende Meldungen (BMS-Da-

Tabelle 3. Unerwünschte Begleiteffekte unter Pravastatin im Vergleich zu Plazebo

	Pravastatin (n = 900) [%]	Plazebo (n = 411) [%]
Thoraxschmerzen: kardial	2,8	2,9
nicht kardial	2,6	1,9
Hautrötung[a]	3,3	1,2
Übelkeit/Erbrechen	6,2	5,8
Diarrhö	5,2	4,9
Obstipation	3,9	6,8
Abdominalschmerzen	3,2	5,1
Flatulenz	2,9	3,6
Muskel-/Skelettschmerzen	6,9	8,0
Myalgie	1,9	1,0
Müdigkeit	3,1	2,9
Kopfschmerzen	4,6	3,9
Schwindel	2,6	2,7
Schlafstörungen	1,1	1,9
Erkältung	4,7	5,8
Rhinitis	3,3	3,9
CPK >4facher Ausgangswert	4,3	2,5
SGOT } >3fache obere Norm	0,3	0,2
SGPT	0,8	0,7
Therapieabbrüche, unabhängig von der Ursache	1,6	1,2

[a] $p < 0,05$

tenbank). Bemerkenswerterweise stellten sich in einer Untersuchung an nierentransplantierten Patienten, die zugleich mit niedrig dosiertem Pravastatin (10 mg), Azathioprim und Cyclosporin erhielten, ebenfalls keine muskulären Nebenwirkungen ein (29).

Lovastatin und Simovastatin werden nahezu ausschließlich über die Leber ausgeschieden. Werden sie in Kombination mit gleichfalls hepatisch eli-

Tabelle 4. Nebenwirkungsprofil der CSE-Hemmer

	Lovastatin	Simvastatin	Pravastatin
Gastrointestinale Beschwerden	X	X	X
Leberenzymveränderungen	X	X	X
Hautaffektionen	X	X	X
ZNS-Nebenwirkungen (insbes. Schlafstörungen, psychomot. Leistungsf.)	X	X	X
Linsentrübungen (b. Menschen)	–	–	–
Myopathie (Inzidenz in %)	X (<0,5%)	X (<0,1%)	–/X (<0,01%)

X in kontrollierten Studien dokumentiert;
– in kontrollierten Studien nicht aufgetreten

minierten Substanzen wie Cyclosporin appliziert, entsteht infolge der Konkurrenz um den Ausscheidungsweg ein erhöhter Plasmaspiegel. In der Tat wurden bei Patienten, die eine Myopathie unter eine Kombinationsbehandlung mit Cyclosporin und Lovastatin entwickelten, exzessiv hohe Lovastatin-Plasmakonzentrationen nachgewiesen (9). Überraschenderweise gibt es seit kurzem Hinweise, daß Lovastatin bei Niereninsuffizienz trotz der überwiegend hepatischen Elimination akkumulieren kann (21). Im Gegensatz zu Lovastatin und Simvastatin ist Pravastatin durch einen dualen Eliminationsweg charakterisiert. Diese Substanz wird nach i.v.-Gabe zu etwa gleichen Teilen hepatisch oder renal ausgeschieden. Eine Pravastatinkumulation ist deshalb weder bei Nieren- noch bei Leberinsuffizienz gefunden worden (14, 26) da durch das jeweils intakte Ausscheidungsorgan eine normale Elimination aufrecht erhalten wird. Dieser duale Eliminationsweg läßt erwarten, daß unter einer Kombinationstherapie Pravastatin plus Cyclosporin keine Pravastatin-Akkumulation auftritt.

Zusammenfassung

Die CSE-Hemmer stellen einen großen Fortschritt in der Therapie der Lipidstoffwechselstörungen dar. Lovastatin, Simvastatin und Pravastatin weisen im empfohlenen Dosierungsbereich eine nahezu identische klinische Wirksamkeit auf. Die vergleichsweise geringen Unterschiede in den Molekülstrukturen bedingen, daß Pravastatin die physiko-chemische Eigenschaft der Hydrophilie und Lovastatin und Simvastatin der Lipophilie aufweist. Diese drei CSE-Hemmer werden von der Leber durch aktive carriervermittelte Transportmechanismen in nahezu gleichem Ausmaße aufgenommen. In der systemischen Bioverfügbarkeit dieser Substanzen ergeben sich keine klinisch relevanten Unterschiede. Aus der Tatsache, daß Lovastatin und Simvastatin als Prodrugs appliziert werden, läßt sich deshalb hinsichtlich der Leberselektivität dieser Substanzen kein Vorteil ableiten. Im Gegensatz dazu zeigt sich eine höhere Leberselektivität des Pravastatins daran, daß diese hydrophile Substanz in extrahepatischen Geweben nur zu einer geringfügigen Cholesterinsynthesehemmung führt. Auch vermag Pravastatin im Gegensatz zu Lovastatin und Simvastatin aufgrund seiner Hydrophilie und seines relativ hohen Molekulargewichtes von 446 die Bluthirnschranke nicht zu passieren. Die fehlende ZNS-Gängigkeit des Pravastatins ist offensichtlich die Erklärung dafür, daß Pravastatin im Vergleich zu Lovastatin und Simvastatin geringere ZNS-Nebenwirkungsraten wie z.B. Schlafstörungen aufweist. Die klinisch relevanteste Nebenwirkung dieser Substanzklasse – die Myopathie – tritt unter Pravastatin, wenn überhaupt, im Vergleich zu Lovastatin und Simvastatin wesentlich seltener auf. Dies gilt insbesondere auch für die Kombinationsbehandlung mit Cyclosporin, Gemfibrozil, Nikotinsäure und Antibiotika.

In der Regel ist die lipidsenkende Therapie eine lebenslange Behandlungsform. Sollten die derzeit nachweisbaren Vorteile im Nebenwirkungsprofil des Pravastatins in zusätzlichen kontrollierten Therapiestudien und in der weiteren breiten klinischen Anwendung bestätigt werden, so ist dies bei der Auswahl des CSE-Hemmers zur Therapie einer Lipidstoffwechselstörung in besonderer Weise zu berücksichtigen.

Literatur

1. Barth ID, Kruisbrink OA, Van Dijk AL (1990) Inhibitors of hydroxymethylglutaryl coenzyme A reductase for treating hypercholesterolemia. Br Med J 301:669.
2. BMS, pers. Information vom Hersteller (1991).
3. Betteridge DJ (1991) FdM, 109 (106), Pravastatin, zuverlässige Wirkung in der Langzeittherapie, 5–7.
4. Boccuzzi SJ, Bocanegra TS, Walker JF, Shapiro DR, Keegan ME (1991) Long-Term Safety and Efficacy Profile of Simvastatin. Am J Cardiol 68:1127–1131.
5. Botti RE, Triscari J, Pan HY, Zagat J (1991) Concentrations of Pravastatin and Lovastatin in Cerebrospinal Fluid in Healthy Subjects. Clinical Neuropharmacology 14 (3):256–261.
6. Bradford RH et al (1991a) Expanded Clinical Evaluation of Lovastatin (EXCEL) Study Results. I. Efficacy in Modifying Plasma Lipoproteins and Adverse Event Profile in 8245 Patients With Moderate Hypercholesterolemia. Arch Intern Med 151:43.
7. Bradford RH, Chremos AN, Shear CN, Higgins J (1991b) Long-Term Safety and Efficacy of Lovastatin. Results from 977 Patients Treated for Two Years in the Expanded Clinical Evaluation of Lovastatin (EXCEL) Study. The Challenges of Atherosclerosis: From Research to Clinical Practice. Lisbon, May 24.
8. Catalano PM, Masonson HN, Newmann TJ, Alexander JC (1989) Clinical safety of Pravastatin. Roy Soc Med Serv 35–38.
9. Dreyer M, Dammann HG (1991) Pravastatin. Ein hydrophiler und leberselektiver Hemmstoff der Cholesterinbiosynthese. Arzneimitteltherapie 9 (9):264–273.
10. Duggan DE, Chen IW, Bayne WF, Helpin RA, Duncan CA, Schwartz MS, Stubbs RJ, Vickers S (1989) The Physiological Disposition of Lovastatin. Drug Met. Dispo. 17 (2):166–173.
11. Forth W, Henschler D, Rummel W (1987) Allgemeine und spezielle Pharmakologie und Toxikologie. Wissenschaftsverlag, Mannheim/Wien/Zürich.
12. Germershausen JL, Hunt VW, Bostedor RG, Baily PJ, Karkas JD, Alberts AW (1989) Tissue selectivity of the cholesterol-lowerin agents lovastatin, simvastatin and pravastatin in rats in vivo. Biochem Biophys Res Commun 158 (3):667–675.
13. Grundy SM (1988) HMG-CoA reductase inhibitors for treatment of hypercholesterolemia. N Engl J Med 319:24–33.
14. Halstenson ChE, Triscari J, de Vault A, Shapiro B, Keane W, Pan H (1992) Single dose pharmacokinetics of pravastatin and metabolites in patients with renal un pairment. J Clin Pharmacol 32:124–132.
15. Koga T, Shimada Y, Kuroda M, Tsujita Y, Hasegawa K, Yamazaki M (1990) Tissue-selective inhibition of cholesterol synthesis in vivo by pravastatin sodium a 3-hydroxy-3-methylglutaryl coenzyme A reductase inhibitor. Biochem Biophys Acta 1045:115–120.
16. Mevacor, US-Fachinformation (1991).
17. Pan HY (1990) HMG-CoA reductase inhibitors: Clinical pharmacology. In: Gotto AM Jr, Mancini M, Richter WO, Schwandt P (eds): Treatment of severe hypercholesterolemia in the prevention of coronary heart disease – 2. 66–70. Prac 2nd Int Symp Munich 1989. Basel, Karger.
18. Pan HY, De Vault AR, Wang-Iverson D, Ivashkiv E, Swanson BN, Sugerman AA (1990) Comparative pharmacokinetics and pharmacodynamics of pravastatin and lovastatin. J Clin Pharmacol 30:1128–1135.

19. Parker RA, Clark RW, Sit S-Y, Lanier TL, Grosso RA, Wright JJK (1990) Selective inhibition of cholesterol synthesis in liver versus extrahepatic tissues by HMG-CoA reductase inhibitors. J Lipid Res 31:1271–1282.
20. Pierce R, Wysowski DK, Gross ThP (1990) Myopathy and Rhabdomyolysis associated with Lovastatin – Gemfibrocil combination therapy. JAMA 264:71–75.
21. Querins S, Lambert R, Cusson JR, Grégoire S, Vickers S, Stubbs RJ, Sweany AE, Larochelle P (1991) Single dose pharmacokinetics of ^{14}C-lovastatin in chronic renal failure. Clin Pharmacol Ther 50:437–441.
22. Roth Th, Richardson GR, Sullivan JP, Lee RM, Merlotti L, Roehrs T (1992) Comparative effects of pravastatin and lovastatin on nighttime sleep and daytime performance. Clin Cardiol 15:426–432.
23. Schäfer EJ (1988) HMG-CoA reductase inhibitors for hypercholesterolemia (letter to the editor). N Engl J Med 319:1222.
24. Schunack W (1991) CSE-Hemmer. Wirkung oder Nebenwirkung hängen nicht von der Hydrophilie oder Lipophilie ab! Der Kassenarzt 35:45–46.
25. Serajuddin ATM, Ranadive SA, Mahoney EM (1991) Relative Lipophilities, Solubilities, and Structure-Pharmacological Considerations of 3-Hydroxy-3-Methylglutaryl-Coenzyme A (HMG-CoA) Reductase Inhibitors Pravastatin, Lovastatin, Mevastatin, and Simvastatin. J Pharmaceut Sciences 80, 9:830–834.
26. Singhoi SM, Pan HY, Morrison RA, Willard DA (1990) Disposition of pravastatin sodium, a tissue-selective HMG-CoA reductase inhibitor, in healthy subjects. Br J clin Pharmac 29:239–243.
27. Tsujita Y, Watanabe Y (1989) Pravastatin sodium: a novel cholesterol-lowering agent that inhibits HMG-CoA reductase. Cardiovasc Drug Rev 7 (2):110–126.
28. Vgontzas AN, Kales A, Bixler EO, Manfredi RL, Tyson KL (1991) Effects of lovastatin and pravastatin on sleep efficacy and sleep stages. Clin Pharmacol Ther 50:730–7.
29. Yoshimura M et al. (1991) Treatment of hypercholesterolemia with a new HMG-CoA reductase inhibitor, pravastatin, in renal transplant recipents. Amer Soc Transplant Physicians, Abstract, P1–27, Chicago.
30. Zocor, US-Fachinformation (1992).

Nicht-systemische Lipidsenker und Kombinationsbehandlung. Therapie im Kindesalter

H. Kaffarnik, K. Ehlenz und J. Schäfer

Einleitung

Reine Hypercholesterinämien (LDL-Hypercholesterinämie) findet man beim Hyperlipoproteinämie-Phänotyp IIa nach Fredrickson, reine Hypertriglyceridämien (VLDL- bzw. Chylomikronen-Hypertriglyceridämie) bei den Phänotypen I, IV und V. Gemischte Hypercholesterinämien/Hypertriglyceridämien lassen die Phänotypen II b und III erkennen.

Nicht-systemische, d.h. nicht-resorbierbare bzw. überwiegend nicht-resorbierbare Lipidsenker werden bei Patienten mit Hypercholesterinämien eingesetzt (21). Zunächst stellen wir nach dem Risikoprofil des Betroffenen fest, wie intensiv das Gesamtcholesterin bzw. LDL-Cholesterin gesenkt werden muß (20). Mit anderen Worten: wir ermitteln, ob ein Gesamtcholesterinwert bis 240 und ein LDL-Cholesterinspiegel bis 180 mg/dl ausreicht, ob das Gesamtcholesterin 200 und das LDL-Cholesterin 150 mg/dl nicht überschreiten darf oder ob bei Koronarkranken oder Patienten mit arteriellen Verschlußkrankheiten nur ein Gesamtcholesterin bis 180 und ein LDL-Cholesterin bis 130 mg/dl tolerabel ist. Davon hängt die Intensität der Therapie ab.

Hauptvertreter der nicht-resorbierbaren bzw. partiell-resorbierbaren lipidvermindernden Medikamente sind Anionenaustauscher und pflanzliche Sterine. Im weiteren Sinne gehören auch Ballaststoffe zu nicht-systemisch wirkenden Lipidsenkern (19).

Anionenaustauscher

Anionenaustauscher (Abb. 1) sind hochmolekulare Harze. Sie werden im Intestinaltrakt nicht zerkleinert und können die Darmwand nicht passieren. Epidemiologische- und Interventionsstudien setzten Anionenaustauscher zur Cholesterinsenkung mit Erfolg ein (3, 14, 15).

Wirkungsmechanismus

Die Sekretion von Gallensäuren beträgt täglich ca. 24 g, die Neubildung normalerweise 0,5 g. Anionenaustauscher binden Gallensäuren und unterbrechen den enterohepatischen Kreislauf. Die Gallensäuren werden im termina-

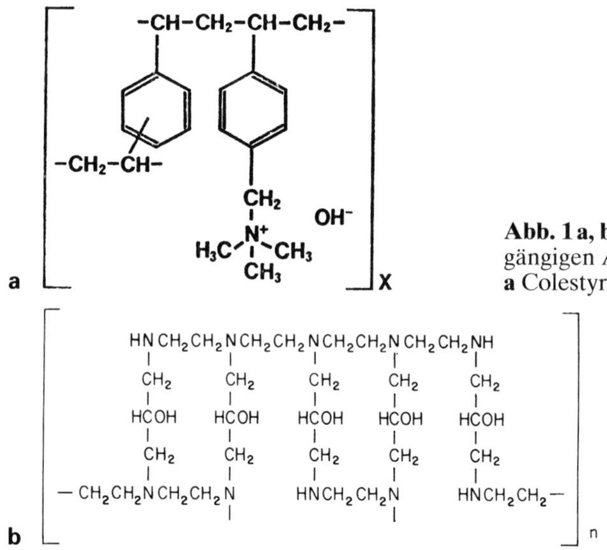

Abb. 1 a, b. Strukturformeln der gängigen Anionenaustauscher. **a** Colestyramin, **b** Colestipol

len Ileum nicht mehr ausreichend rückresorbiert und mit dem Stuhl ausgeschieden. Cholesterin als „Muttersubstanz" der Gallensäuren wird dann vermehrt in diese organischen Säuren umgewandelt mit dem Effekt einer relevanten Cholesterinverminderung im Serum.

Nebenwirkungen

Bei Patienten mit eingeschränkter Nierenfunktion können selten hypochlorämische Azidosen auftreten. Beschrieben sind auch sporadische Mangelzustände an fettlöslichen Vitaminen (18). Es kann zu Völlegefühl, Flatulenz und Obstipation kommen, manchmal zu Fettstühlen. Die Obstipation ist dabei die häufigste Nebenwirkung.

Wegen möglichen Interaktionen mit anderen Medikamenten sollte eine zusätzliche Medikation eine Stunde vor oder drei Stunden nach der Einnahme von Austauscherharzen erfolgen. Hervorheben möchten wir die Bindung von Antikoagulantien bei nicht zeitgetrennter Gabe. Interaktionen mit Fibraten treten nicht oder nur bedingt auf.

Einsatz

In Deutschland befinden sich zwei Substanzen auf dem Markt: Colestyramin und Colestipol (Tabelle 1). Eine bestehende Hypertriglyceridämie kann sich verstärken, daher sind diese Präparate primär der reinen Hypercholesterinämie vorbehalten. Die in der Tabelle 1 angegebene Dosierung muß nicht

Tabelle 1. Nicht-systemisch wirkende Lipidsenker, die sich z. Zt. auf dem Markt befinden

	Dosis
Anionenaustauscher	
Colestyramin (Quantalan®)	4–32 g
Colestipol (Cholestabyl®, Colestid®)	5–30 g
Pflanzliche Sterine	
Beta-Sitosterin (Sito-Lande®, Sitosterin Delalande®)	1– 8 g

immer ausgeschöpft werden. Ionenaustauscher konkurrieren in der Behandlung der Hypercholesterinämie (je nach Schweregrad der Serumlipidstörung) mit Sitosterin, Fibraten, Nikotinsäure oder HMG-CoA-Reduktasehemmern. In Abhängigkeit von der Dosis verabfolgt man das Präparat ein- oder zweimal täglich. Auf Kombinationsmöglichkeiten mit anderen Lipidsenkern gehen wir weiter unten ein.

Beta-Sitosterin

Sitosterin (Abb. 2) kann als „Cholesterin des Pflanzenreiches" bezeichnet werden. Während bei Mensch und Tier Cholesterin ein wichtiger Baustein von Zellmembranen ist, besitzt im Pflanzenreich Sitosterin eine analoge Bedeutung (16).

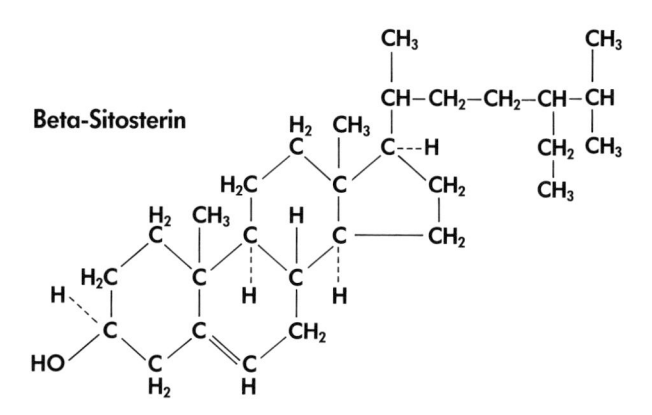

Abb. 2. Strukturformel des Phyto(Sito-)Sterins

Wirkungsmechanismus

Das nicht-atherogene Sitosterin wird maximal bis 10% im menschlichen Darm resorbiert. Es konkurriert mit dem tierischen Cholesterin der Nahrungsmittel und hemmt kompetitiv die Cholesterinresorption. β-Sitosterin scheint auch die Aktivität der LDL-Rezeptoren der Leberzellen zu erhöhen.

Nebenwirkungen

Ganz vereinzelt Völlegefühl, Durchfall, Verstopfung. Das Auftreten einer Hypersitosterolämie mit Xanthomen ist extrem selten.

Einsatz

Wir verabfolgen Beta-Sitosterin bei milden, jedoch diätetisch nicht kompensierten Hypercholesterinämien zwei- bis dreimal täglich (Dosierung s. Tabelle 1), verwenden es jedoch auch bei Kindern (8) und zur Kombinationsbehandlung (10, 13).

Kombinationsbehandlung

Erreichen wir die obengenannten Cholesterin-Serumspiegel durch eine Monotherapie nicht, dann kann durch eine Kombination zweier oder mehrerer Präparate der Effekt deutlich verstärkt werden. Im Falle der Fibrattherapie gelingt es oft schon durch einen Beutel eines Anionenaustauschers zusätzlich die Wirkung entsprechend zu steigern. Häufig benötigen wir jedoch höhere Dosierungen der verschiedenen Komponenten. Bei Hypertriglyceridämien muß man seltener, bei gemischten Hyperlipidämien häufiger kombinieren. Die einzelnen in der Kombinationsbehandlung verwendeten systemischen Lipidsenker werden an anderer Stelle dieses Buches behandelt (17).

Die Literatur meldet in Interventionsstudien den erfolgreichen Einsatz der kombinierten lipidsenkenden Medikation (2, 4, 5). Auch wir beobachteten Regressionen der Koronarsklerose (22).

Hypercholesterinämien

Bereits vor der Anwendungsmöglichkeit von HMG-CoA-Reduktasehemmern gelang es uns, bei einer Reihe Patienten mit schwerer heterozygoter familiärer Hypercholesterinämie Normalisierungen des Cholesterin-Blutspiegels im Rahmen einer „Intensivtherapie" zu erreichen (7, 9, 11). Tabelle 2 zeigt die maximale von uns vorgenommene Dosierung. Heute erreicht man eine ähnliche Wirkung durch die Verknüpfung eines HMG-CoA-Reduktasehemmers mit einem Anionenaustauscher (Abb. 3). Dabei schwankt die Dosis des HMG-CoA-Reduktase-Inhibitors je nach Präparat zwischen 40 und

Tabelle 2. Beispiel einer Intensivtherapie bei familiärer heterozygoter Hypercholesterinämie

7.30 Uhr	Cofibrat-Analogon	100 oder 200 mg
	Nikotinsäure	500–1000 mg
9.30 Uhr	Anionenaustauscher	15 oder 16 g
11.30 Uhr	Nikotinsäure	1000 mg
13.30 Uhr	Clofibrat-Analogon	100 oder 200 mg
	Nikotinsäure	500–1000 mg
19.30 Uhr	Clofibrat-Analogon	100 oder 200 mg
	Nikotinsäure	1000 mg
21.30 Uhr	Anionenaustauscher	15 oder 16 g

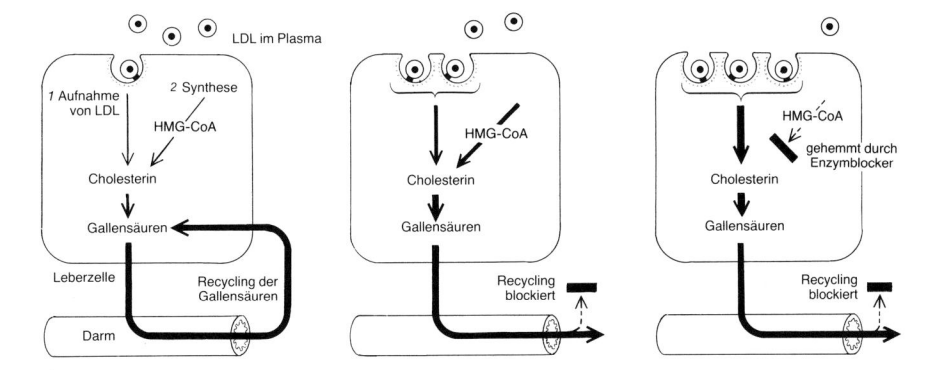

Abb. 3. Wirkungsmechanismus bei kombinierter Anwendung von HMG-CoA-Reduktasehemmern und Austauscherharzen.
HMG-CoA-Reduktasehemmer blockieren die Cholesterinsynthese an der Mevalonsäurestufe. Anionenaustauscher fördern die Ausscheidung von Gallensäuren. Dadurch wird Cholesterin vermehrt in Gallensäuren umgewandelt. [Aus: MS Brown, JL Goldstein, Spektrum der Wissenschaft, Januar 1985]

80 mg und die des Anionenaustauschers zwischen 4 bzw. 5 und 32 bzw. 30 g täglich. Im Bedarfsfall kann man auch Nikotinsäurepräparate zufügen (z. B. 3 × 500 mg Nikotinsäure, 3 × 300 mg Pyridylmethanol-(carbinol), 2 × 500 mg Acipimox oder 3 × 500 mg Xantinolnicotinat). Bei einer Kombination von HMG-CoA-Reduktasehemmern mit Nikotinsäure und ihren Derivaten ist die Myolysegefahr gering. Gibt man HMG-CoA-Reduktase-Inhibitoren und Fibrate – es sollte nur die Ausnahme sein – dann muß mit einer zwar immer noch geringen, im Vergleich zu vorhin jedoch höheren Rhabdomyolysequote gerechnet werden. Eine engmaschige klinische und laborchemische Kontrolle (Creatinkinase!) bezüglich einer Myopathieentwicklung ist auch für die erstgenannte Kombination zwingend.

Kombinationsmöglichkeiten bei Patienten mit Hypercholesterinämie läßt die Tabelle 3 erkennen.

Tabelle 3. Kombinationsmöglichkeiten bei der medikamentösen Behandlung von Hyperlipoproteinämien

---
Anionenaustauscher und/oder β-Sitosterin mit Fibraten und/oder Nikotinsäurepräparationen
HMG-CoA-Reduktasehemmer mit Anionenaustauschern und/oder Nikotinsäure und ihren Derivaten

---

Hypertriglyceridämien

Bei Patienten mit schwer zu beeinflussenden Vermehrungen der Serumtriglyceride, insbesondere mit familiärer Typ V-Hyperlipoproteinämie, kombinieren wir nicht selten Fibrate und Nikotinsäurepräparate und ggf. auch mit Omega-3-Fettsäuren-Präparationen. Außer straffer Fettrestriktion (Typ V) kann man die üblichen Fette auch durch Triglyceride mit mittelkettigen Fettsäuren (Ceres-Produkte) ersetzen, die vom Darm direkt über die Pfortader in die Leber gelangen.

Gemischte Hyperlipidämien

Kombinierte Hypercholesterinämien/Hypertriglyceridämien müssen immer wieder einer Kombinationstherapie unterzogen werden. Neben der Verknüpfung von Fibraten und Nikotinsäurepräparaten bzw. Anionenaustauschern kommt eine kombinierte Behandlung mit HMG-CoA-Reduktasehemmern und Nikotinsäure sowie ihren Derivaten in Betracht (Tab. 3).

Bei der Typ III-Hyperlipoproteinämie sind neben diätetischen Maßnahmen in erster Linie Fibrate indiziert. Spricht die Therapie nicht ausreichend an, kombinieren wir Fibrate mit Nikotinsäure und ihren Derivaten. HMG-CoA-Reduktasehemmer stehen als Reservetherapeutika bereit: möglichst nicht gemeinsam mit Fibraten.

Therapie bei Kindern

Die Behandlung von Hyperlipoproteinämien im Kindesalter (8) kann hier nur anhangsweise behandelt werden. Sekundäre Hyperlipoproteinämien spielen bei Kindern im Gegensatz zu familiären primären Formen eine sekundäre Rolle. Hypercholesterinämien spielen im Adoleszentenalter die Hauptrolle. Homozygote kindliche Patienten bedürfen der LDL-Apherese. Das gilt auch für schwerste heterozygote Erkrankte (12): Die früher gelegentlich durchgeführte Lebertransplantation bei homozygoter familiärer Hypercholesterinämie ist im Zeitalter der LDL-Apherese nur noch sehr bedingt indiziert.

Hypertriglyceridämien

Vermehrungen der Triglyceride im Serum lassen sich im Kindesalter in der Regel diätetisch gut beeinflussen. Bei der Typ I-Hyperlipoproteinämie kommt man um die Gabe von Triglyceriden mit mittelkettigen Fettsäuren (Ceres-Produkte, wie beim Typ V erwähnt) nicht umhin. Fettlösliche Vitamine sind hier sorgfältig zu substituieren. Clofibrat-Analoga sollten nur in wirklich therapieresistenten Fällen von Hypertriglyceridämien angewendet werden. Bei jungen Mädchen müssen wir auf hormonelle Einflüsse auf den Triglyceridstoffwechsel achten und aus diesem Grunde keine hormonelle Kontrazeption vornehmen.

Hypercholesterinämien

Die Erfolge der Diättherapie bei der familiären heterozygoten Hypercholesterinämie im Kindesalter sind im Prinzip entmutigend (23). Trotzdem gilt auch hier die Diät als Basisbehandlung, schon um die Kinder rechtzeitig an ein später mit größerer Compliance durchzuführendes Diätregime zu gewöhnen.

Allgemein werden im Kindesalter Anionenaustauscher bevorzugt (6, 8, 23). Wir setzen zunächst Sitosterin ein. Ist der Effekt zu gering, gehen wir auf Anionenaustauscher über oder kombinieren Austauscherharze mit Sitosterin. Hypochlorämische Azidosen unter Anionenaustauschern sind bei Kindern selten.

Es wurde auch über die Kombination von in ihrer Dosis reduzierten systemisch wirkenden Fibraten mit Sitosterin berichtet (1).

Kasuistik

Zur Veranschaulichung möchten wir die Therapie bei einem am Anfang 9jährigen Kinde mit familiärer Hypercholesterinämie schildern: es handelt sich um die Patientin M. T., weiblich, geboren 1974. Xanthome wurden außerhalb operativ korrigiert. Der Vater arbeitet beruflich im Ernährungssektor.

Er setzte bei seiner Tochter eine verhältnismäßig straffe Diät durch. Aus räumlichen Gründen vereinbarten wir eine jährliche Kontrolle. Die familiäre Hypercholesterinämie floß übrigens von mütterlicher Seite in die Familie.

1984 lagen – unter straffer Diät und ohne medikamentöse Behandlung – folgende Lipidwerte vor: Gesamtcholesterin 315, LDL-Cholesterin 253, HDL-Cholesterin 58, Triglyceride 70 mg/dl.

Unter der kombinierten Intervention (1 g Sitosterin, 10 g eines Anionenaustauschers) fanden wir 1985 diese Lipidspiegel: Gesamtcholesterin 185, LDL-Cholesterin 108, HDL-Cholesterin 72, Triglyceride 65 mg/dl.

Zwischenzeitlich wurde die gesamte medikamentöse Therapie abgesetzt. Werte 1986: Gesamtcholesterin 345, LDL-Cholesterin 274, HDL-Cholesterin 55, Triglyceride 220 mg/dl. Da jetzt bei der Analyse ein Chylomikronenschleier nachweisbar war, stammten die nunmehr erhöhten Triglyceride aus der Nahrung.

Unter 2 g Sitosterin fanden wir 1987 folgende Parameter: Gesamtcholesterin 250, LDL-Cholesterin 176, HDL-Cholesterin 65, Triglyceride 90 mg/dl.

Nunmehr wurde mit 2 g Sitosterin und 5 g eines Anionenaustauschers behandelt. Konsekutiv die Daten aus 1988: Gesamtcholesterin 195, LDL-Cholesterin 139, HDL-Cholesterin 47, Triglyceride 110 mg/dl.

Zwei Jahre später sahen wir die inzwischen 16 Jahre alt gewordene Patientin wieder. Sie stand unter 2 g Sitosterin und 10 g eines Austauscherharzes. Die Lipidwerte der 1990 durchgeführten Analyse: Gesamtcholesterin 180, LDL-Cholesterin 109, HDL-Cholesterin 62, Triglyceride 80 mg/dl.

1991 untersuchten wir die Schülerin erneut. Die Behandlung bestand jetzt in einer Monotherapie mit 4 g Sitosterin. Lipidparameter: Gesamtcholesterin 205, LDL-Cholesterin 148, HDL-Cholesterin 51, Triglyceride 80 mg/dl.

Resümee: Unter straffer diätetischer Führung des Vaters (Metzgermeister) gelang es bei einer Patientin mit familiärer Hypercholesterinämie und Xanthomen Gesamtcholesterinwerte von knapp über 300 mg/dl zu erreichen. Nach mündlicher Mitteilung des Vaters lagen die Cholesterinwerte vorher wesentlich höher. Besonders gute therapeutische Erfolge erzielten wir durch eine kombinierte Behandlung mit Sitosterin und einem Anionenaustauscherharz. Der Gesamtcholesterinspiegel konnte bis auf 180 mg/dl gesenkt werden, wobei ein HDL-Spiegel von 62 mg/dl zu verzeichnen war. Die Dosis der einzelnen Kompartimente war relativ niedrig.

Zusammenfassung

Nicht-systemisch wirkende Lipidsenker (Anionenaustauscher, β-Sitosterin) werden bei Patienten mit Hypercholesterinämien eingesetzt. Man kann sie mit HMG-CoA-Reduktasehemmern, mit Fibraten oder mit Nikotinsäure und ihren Derivaten kombinieren. Weitere Kombinationsmöglichkeiten sind Anionenaustauscher und/oder Sitosterin mit Fibraten und Nikotinsäurepräparaten, Anionenaustauscher und/oder Sitosterin mit HMG-CoA-Reduktasehemmern und Nikotinsäure und ihren Abkömmlingen.

Kombinationsmöglichkeiten bei therapieresistenten Hypertriglyceridämien: Clofibrat-Analoga mit Nikotinsäure und ihren Derivaten, ggf. mit Omega 3-Fettsäuren.

Auch gemischte Hypercholesterinämien/Hypertriglyceridämien erfordern häufig eine Kombinationsbehandlung. Wir verknüpfen Fibrate mit Nikotinsäurepräparationen. Läßt sich der Cholesterinanteil nicht ausreichend vermindern, verabfolgen wir gemeinsam HMG-CoA-Reduktasehemmer und Nikotinsäure oder Fibrate und/oder Nikotinsäurederivate mit einem Austauscherharz.

Kinder mit familiärer heterozygoter Hypercholesterinämie behandeln wir – außer diätetisch – mit β-Sitosterin. Reicht diese Medikation nicht aus, gehen wir auf Anionenaustauscher über, was in der Mehrzahl der Krankheitsfälle nötig ist. Kompatibel ist auch die Kombination zwischen einem Austauscherharz und β-Sitosterin. Fibrate verabfolgt man – sollte eine ausreichende Lipidsenkung anders nicht erreichbar und dringend nötig sein – in niedriger Dosierung zusätzlich.

Literatur

1. Becker M, Staab D, Leiß O, Bergmann K von (1986) Therapy of familial hypercholesterolemia children. IX. International Symposium on Drugs Affecting Lipid Metabolism Florenz, 22.–25. Oktober.
2. Blankenhorn DH, Nessim SA, Johnson RL, Sanmarco ME, Azen SP, Cashin-Hemphill L (1987) Beneficial effects of combined colestipol niacin therapy on coronary atherosclerosis and coronary venous bypass grafts. JAMA 257:3233.
3. Brensike JF, Levi RI, Kelsey SF, Passamani ER, Richardson JM, Loh IK, Stone NJ, Aldrich RF, Battaglini JW, Moriarty DJ, Fisher ML, Friedman L, Friedewald W, Detre KM, Epstein SE (1984) Effects of therapy with cholestyramine on progression of coronary ateriosclerosis: results of the NHLBI Type II Coronary Intervention Study. Circulation 69:313.
4. Carlson LA, Böttiger LE, Alsfeldt PE (1980) Risk factors for myocardial infarction in the Stockholm Prospective Study. Acta Med Scand 206:351.
5. Carlson LA, Rosenhamer G (1988) Reduction of mortality in the Stockholm Ischaemic Heart Disease Secondary Prevention Study by combined treatment with Clofibrate and Nicotinic Acid. Acta Med Scand 223:405.
6. Farah JR, Kwiterovich PO, Neill CA (1977) Dose effect relation of cholestyramine in children and young adults with familial hypercholesterolemia. Lancet I:59.
7. Holdinghausen K (1984) Empfindungen und Erfahrungen eines Patienten mit der Theapie seiner Hypercholesterinämie. In: Hyperlipoproteinämie – Pathophysiologie – Diagnostik – Therapie. Hrsg.: Kaffarnik H, Schneider J. perimed-Verlag Erlangen.
8. Kaffarnik H (1988) Die Behandlung der Hyperlipoproteinämien im Kindesalter. In: Aktuelle Gesichtspunkte der Hyperlipoproteinämien. Hrsg.: Kaffarnik H, Schneider J, Steinmetz A. Springer-Verlag Berlin–Heidelberg–New York–London–Paris–Tokyo.
9. Kaffarnik H, Grün R, Ehlenz K (1984) Zur medikamentösen Intensivtherapie von familiärer Hypercholesterinämie. In: Hyperlipoproteinämie – Pathophysiologie – Diagnostik – Therapie. Hrsg.: Kaffarnik H, Schneider J. perimed-Verlag Erlangen.
10. Kaffarnik H, Mühlfellner G, Mühlfellner O, Schneider J, Hausmann L, Zöfel P, Schubotz R, Fuchs F (1976) β-Sitosterin in der Behandlung essentieller Hyperlipoproteinämie vom Typ II. Fortschr Med 95:2785.
11. Kaffarnik H, Steinmetz A (1992) Zur Intensivbehandlung von Hypercholesterinämie. In: LDL-Apherese. Schriftenreihe der Nordrheinischen Akademie für ärztliche Fort- und Weiterbildung. Band 9, Düsseldorf.
12. Keller C (1992) Extrakorporale Lipoprotein-Elimination. In: Hyperlipoproteinämie. Hrsg.: Schneider J, Steinmetz A, Kaffarnik H. Springer-Verlag Berlin–Heidelberg–New York–London–Paris–Tokyo.
13. Kruse W, Oster O, Schlierf G (1990) Arzneimitteltherapie heute. Band 6 Spektrum Lipidsenker. 2. aktualisierte Auflage. Aesopus-Verlag Basel.

14. Lipid Research Clinics Program (1984) The lipid research clinics coronary primary prevention trial results. I. Reduction in incidence of coronary heart disease. JAMA 251:351.
15. Lipid Research Clinics Program (1984) The lipid research clinics coronary primary prevention trial results. II. The relationship of reduction in incidence of coronary heart disease to cholesterol lowering. JAM 251:365.
16. Schneider J (1988) Nicht-resorbierbare Lipidsenker: Wirkungsmechanismus und Anwendung. In: Aktuelle Gesichtspunkte der Hyperlipoproteinämien. Hrsg.: Kaffarnik H, Schneider J, Steinmetz A. Springer-Verlag Berlin–Heidelberg–New York–Paris–Tokyo.
17. Schneider J (1992) Therapie mit systemischen Lipidsenkern. In: Hyperlipoproteinämie. Hrsg. Schneider J, Steinmetz A, Kaffarnik H. Springer-Verlag Berlin–Heidelberg–New York–Paris–Tokyo.
18. Schneider J, Egbring R, Kretschmar V, Kaffarnik H (1986) Aquired coagulation defect in resintreated hypercholesterolaemia. Lancet II:1211.
19. Schubotz R (1984) Ballaststoffe in der Therapie von Fettstoffwechselstörungen. In: Hyperlipoproteinämie – Pathophysiologie – Diagnostik – Therapie. Hrsg. Kaffarnik H, Schneider J. perimed Verlag Erlangen.
20. Steinmetz A (1992) Behandlung von Fettstoffwechselstörungen: Wann? Warum? In: Hyperlipoproteinämie. Hrsg.: Schneider J, Steinmetz A, Kaffarnik H. Springer-Verlag Berlin–Heidelberg–New York–Paris–Tokyo.
21. Steinmetz A, Kaffarnik H (1992) Medikamentöse Therapie der Hyperlipoproteinämie. Internist 33:44.
22. Stellwaag M, Maisch B, Strauer BE, Leschke M, Schneider J, Steinmetz A, Kaffarnik H (1991) Determinants of coronary atherosclerosis regression. Marburg International Symposium "Hormones in Lipoprotein Metabolism", 27. 5. 1991, Abstract.
23. Widhalm K (1984) Lipide und Lipoproteine im Kindesalter. In: Hyperlipoproteinämie – Pathophysiologie – Diagnostik – Therapie. Hrsg.: Kaffarnik J, Schneider J. perimed-Verlag Erlangen

Extrakorporale LDL-Elimination

CH. KELLER

Einleitung

Die Therapie genetischer Hyperlipoproteinämien, insbesondere der familiären Hypercholesterinämien galt bislang bei Ärzten und Patienten als mühsam, wenn nicht als unmöglich. Die Entwicklung potenter cholesterinsenkender Arzneimittel hat erfreulicherweise zu einer Änderung der Einstellung bei den behandelnden Ärzten und ihren Patienten geführt. Trotzdem gibt es weiterhin eine kleine Gruppe von Patienten, deren Hypercholesterinämie nur unzureichend behandelt werden kann und die daher zu vorzeitigen atherosklerotischen Komplikationen an den Coronararterien Anlaß gibt. Für diese Patienten steht heute als alternative Therapie die extrakorporale LDL-Elimination zur Verfügung. Diese Therapie hat zum Ziel, in kurzer Zeit einen möglichst hohen Anteil LDL-Cholesterin unter Erhalt der übrigen Plasmaproteine aus dem Blut zu entfernen und langfristig das erhöhte Serum-Cholesterin der Norm anzunähern, um so die Fortentwicklung der Coronarsklerose zu verhindern.

Methoden

Zur Gewinnung des LDL-reichen Patientenplasmas und der Elimination von LDL stehen mehrere Methoden zur Verfügung. Die Trennung von Plasma und Zellen erfolgt entweder durch Zentrifugation (Zellseparatoren verschiedener Fabrikation) oder durch Filtration (Hohlfaserfilter verschiedener Fabrikation).

Für die Elimination von LDL-Cholesterin stehen neben dem inzwischen kaum noch angewandten Plasmaaustausch mehrere Verfahren zur Verfügung, die als LDL-Apherese (spezifische oder selektive Elimination von LDL-Cholesterin) bezeichnet werden (Tabelle 1). Sie werden in der Medizinischen Poliklinik der Universität München (Tabelle 2) und in anderen Zentren seit mehreren Jahren durchgeführt.

Als weitgehend spezifisches Verfahren kann die Immunabsorption (1) bezeichnet werden. Ein polyklonaler Antikörper gegen Apolipoprotein B, der an Sepharose gekoppelt ist, bindet aus dem vorbeiströmenden Plasma LDL-Cholesterin.

Tabelle 1. Spezifische und selektive LDL-Cholesterinelimination aus dem Plasma mit Hilfe verschiedener LDL-Aphereseverfahren

Verfahren	Methode
Spezifische Elimination	*Affinitätschromatographie*
Immunoabsorption	polyklonaler Antikörper gegen Apolipoprotein B, an Sepharose gekoppelt
Selektive Elimination	
Heparinabsorption	Heparin, an Sepharose gekoppelt
Dextransulfatabsorption	Dextransulfat, an Cellulose gekoppelt
	Polyanionenfällung
Heparinpräzipitation (HELP)	Fällung von LDL durch Heparin in hoher Konzentration bei pH 4,8
	Filtration
Kaskadenfiltration	mehrere hintereinander geschaltete Filter unterschiedlicher Porengröße

Tabelle 2. Klinische Daten der in der Medizinischen Poliklinik der Universität München behandelten Patienten (FA ho Familiäre Hypercholesterinämie homozygot, FA he Familiäre Hypercholesterinämie heterozygot) und angewandtes Aphereseverfahren (IA Immunabsorption; HELP Heparin-induzierte extrakorporale LDL-Präzipitation; DSC Dextransulfat-Cellulose-Absorption; PA Plasmaaustausch mit Albumin; F Filtration)

Patient	Alter (Jahre)	Geschlecht	LDL-C[a] mg/dl	Apherese	Dauer (Jahre)
FA ho	47	männlich	458	PA, F, DSC, HELP	elf
FA ho	28	männlich	798	PA	fünf
FA ho	26	weiblich	596	PA	drei Monate
FA ho	20	weiblich	397	PA	ein
FA ho	15	weiblich	590	PA	fünf
FA ho	13	weiblich	782	PA	drei
FA ho	11	männlich	672	PA	drei
FA ho	12	männlich	841	DSC	zwei Monate
FA he	65	weiblich	356 (+)	HELP	zwei
FA he	52	männlich	235 (+)	HELP	vier
FA he	51	männlich	279 (+)	PA, DSC	sechs Monate
FA he	49	männlich	231 (+)	HELP	vier
FA he	49	männlich	201 (+)	DSC	zehn Monate
FA he	48	männlich	342 (+)	HELP	zwei
FA he	46	männlich	269 (+)	HELP	vier
FA he	42	weiblich	490 (+)	HELP	vier
FA he	34	männlich	287 (+)	PA, F	sechs
FA he	26	männlich	507 (+)	PA, IA, DSC	acht
FA he	18	männlich	448 (+)	PA, IA, DSC	sechs

[a] LDL-C low density lipoprotein-Cholesterin vor der ersten Apherese, z. T. während Arzneimitteltherapie (+)

Die Präzipitation von LDL-Cholesterin durch Heparin in hoher Konzentration in saurem Milieu (HELP) (2), die Bindung von LDL-Cholesterin an Dextransulfat-Cellulose (3) oder an Heparin-Sepharose (4) sind selektive Methoden der LDL-Elimination.

Da es nach jeder Behandlung innerhalb von 10 bis 12 Tagen zu einem Wiederanstieg des Serum-Cholesterins bis auf den Ausgangswert kommt, muß die Behandlung wöchentlich wiederholt werden. Meistens wird ein veno-venöser Zugang für die Blutentnahme und -Rückgabe gewählt, in Einzelfällen auch ein Cimino-Shunt. Der Patient wird während der Behandlung heparinisiert.

Patienten

Die Indikation zur LDL-Apherese ist unbestritten bei Patienten mit homozygoter familiärer Hypercholesterinämie. Bei diesen Patienten ist keines der cholesterinsenkenden Arzneimittel wirksam, die Coronarsklerose manifestiert sich schon im Kindesalter. Die meisten Patienten sterben vor dem 20. Lebensjahr am akuten Herzinfarkt.

Ob eine primäre Prävention der Koronarsklerose bei anderen Patienten als den Homozygoten mit familiärer Hypercholesterinämie als Indikation zur LDL-Apherese infragekommt, kann derzeit nicht abschließend beurteilt werden, weil hierzu zu wenige Daten vorliegen.

Heute wird die Indikation zur LDL-Apherese dann gestellt, wenn bei einer unzureichend behandelbaren Hypercholesterinämie eine schwer fortgeschrittene Koronarsklerose vorliegt (sekundäre Prävention). Meistens handelt es sich um Patienten mit heterozygoter familiärer Hypercholesterinämie, gelegentlich auch um eine polygenetische Form.

Ergebnisse

Die drei am häufigsten verwandten LDL-Apheresemethoden, Immunabsorption, HELP und Dextransulfat-Celluloseabsorption bewirken vergleichbare Senkungen von Cholesterin, LDL-Cholesterin und Triglyceriden. Die akute LDL-Reduktion beträgt bis zu 82% mit Immunabsorption (5), bis zu 74% für HELP (2) und bis zu 64% für Dextransulfat (3). Nach Monaten wöchentlicher Behandlung wurde für die Immunabsorption eine Verminderung des Cholesterinpools um 41–68% berechnet (6), für HELP um 37–41% (7).

Lp(a) und Fibrinogen, die die Athersklerose begünstigen, werden gleichfalls durch die Apherese eliminiert. Durch Immunabsorption sinkt (Lp(a) um 22%, Fibrinogen um bis zu 32% (8). Durch HELP wird Lp(a) um 39% (9) bzw. 54% (10) reduziert, Fibrinogen um 60% (8) bzw. 65% (2), durch Dextransulfatabsorption verringern sich Lp(a) um 15% und Fibrinogen um 15% (8).

Entscheidend für die Beurteilung einer cholesterinsenkenden Therapie ist der Nachweis, daß die Progression der Atherosklerose zum Stillstand kommt oder im besten Fall, Regression nachweisbar wird. Bisher beschränken sich die Berichte in der Literatur auf eine kleine Zahl von Fällen (Tabelle 3). Zwei Multizenter-Studien, an denen je 50 Patienten teilgenommen haben, sind mit dem HELP-Verfahren durchgeführt worden (HELP Study Group). Die Daten der ersten zwei Jahre Therapie sind soeben ausgewertet und zur Publikation eingereicht worden. Mehr als zwei Drittel der Patienten zeigten ein günstiges coronarangiographisch dokumentiertes Ergebnis (22).

Tabelle 3. Kardiovaskuläre Änderungen nach Apheresetherapie (Dauer in Jahren) im Krankengut der Medizinischen Poliklinik und in der Literatur (Anzahl der beobachteten Patienten N). Abkürzungen für die Aphereseverfahren, s. Tabelle 1.

N	Apherese	Dauer	Gefäß	Untersuchungstechnik
2	IA	3–5	A. carotis	Duplexsonographie (16)[a]
9	IA	1–4	Koronararterien	Belastungs-EKG (7)
8	IA	bis 5	Koronararterien	Angiographie (17)
	F	5	Koronararterien Nierenarterien	Angiographie (18)
2	PA	4	Koronararterien	Angiographie (19)
1	PA	4	Koronararterien	Angiographie (20)
5	PA	8	Koronararterien	Angiographie (21)
39	HELP	2	Koronararterien	Angiographie (22)
7	HELP, IA	2–5	Koronararterien A. carotis	Angiographie Duplexsonographie (23)

[a] Zahlenangaben in Klammern verweisen auf die Literatur

Schon lange, bevor angiographisch meßbare Ergebnisse erzielt werden können, gibt die Mehrzahl der Patienten eine Steigerung der körperlichen Leistungsfähigkeit an, die auf einer Verbesserung der Blutrheologie beruht. In der Literatur sind eine Verminderung der Viskosität des Blutes und des Plasmas dokumentiert (1), eine Abnahme der Aggregation von Erythrozyten und eine Steigerung der Sauerstoffspannung im Gewebe (12), sowie ein vermehrter Blutfluß zum Gehirn (13) und in die Beine (14).

Die Verträglichkeit der Aphereseverfahren ist gut. Nebenwirkungen sind nur in geringerem Umfang in der Literatur berichtet worden und bestehen aus passagerer Hypotonie, gelegentlichem Fieber mit Kältegefühl, Kopfschmerz, Übelkeit oder Magendrücken. Ernste Zwischenfälle, die zum Abbruch einer Behandlung führen, sind sehr selten, bei über 1500 Behandlungen in unserer Klinik insgesamt fünfmal wegen hyperergischer Reaktion auf die Zufuhr von Human-Albuminlösung während eines Plasmaaustausches (8).

Diskussion

Bei schwerer Hypercholsterinämie ist die LDL-Apherese eine effektive Therapiemaßname, die aber erst nach einer intensiven Phase diätetischer und medikamentöser Therapie erwogen werden sollte. Die Entscheidung zu dieser teuren, personalintensiven Behandlung ist dann gerechtfertigt, wenn ein junger Patient nachgewiesenermaßen mit einer medikamentösen Kombinationstherapie in hoher Dosierung keine anhaltende Normalisierung seiner Serum-Cholesterinwerte erreicht und eine symptomatische Koronarsklerose vorliegt. Von den weiteren Erfahrungen mit diesen Therapieverfahren und gut dokumentierten Verläufen wird es abhängen, ob in Zukunft über die Dauer einer solchen Therapie Voraussagen gemacht werden können. Nach den Erfahrungen, die während der HELP-Studie gewonnen wurden, erscheinen zwei Jahre wöchentlicher Therapie gerechtfertigt, bevor nochmals coronarangiographiert wird und meßbare Verbesserungen der Koronarklerose erwartet werden können. Da eine LDL-Apheresetherapie erhebliche Kosten verursacht, muß die Indikation gut begründet sein.

Wir sehen derzeit die Indikation zur LDL-Apherese als gegeben an, wenn der Patient jung ist, eine schwere erbliche Hypercholesterinämie mit Koronarinsuffizienz hat, in der Familie die Zahl kardiovaskulärer Erkrankungen und Todesfälle groß ist und frühzeitig eingetreten ist, so daß zu befürchten steht, daß auch der Patient ein sehr hohes frühzeitiges kardiovaskuläres Risiko hat (15).

Welches Verfahren in einem Zentrum angewandt wird, wird weitgehend von den lokalen Gegebenheiten bestimmt sein. Die Sicherheit und die Effektivität der LDL-Senkung sind für alle drei näher beschriebenen Methoden gut vergleichbar. Auch die Kosten sind nahezu identisch. Zentren, die sich mit der Prävention der Koronaren Herzkrankheit und ihren Folgen beschäftigen, werden immer eine größere Zahl von Patienten mit genetischen Erkrankungen des Fettstoffwechsels betreuen und sollten für die schwersten Fälle auch dieses Therapieverfahren anbieten. Noch bedürfen manche Fragestellungen im Zusammenhang mit der LDL-Apherese weiterer Forschung, so daß jeder einzelne Fall umfassend dokumentiert sein sollte, insbesondere in Hinblick auf die kardiovaskulären Veränderungen.

Literatur

1. Stoffel W, Demant T (1981) Selective removal of apolipoprotein-B containing lipoproteins from blood plasma. Proc Natl Acad Sci USA 78:121.
2. Eisenhauer T, Armstrong VW, Wieland H, Fuchs C, Scheler F, Seidel D (1987) Selective removal of low density lipoprotein (LDL) by precipitation at low pH: first clinical application of the HELP system. Klin Wochenschr 65:1.
3. Mabuchi H, Michishita I, Takeda S, Oonishi M (1987) A new low density lipoprotein apheresis system using tow dextran sulfate columns in an automated column regeneration system (LDL continuous apheresis). Atherosclerosis 68:19.
4. Lupien PJ, Moorjani ML, Brun D, Gagné C (1980) Removal of cholesterol from blood by affinity binding to heparin-agarose: evaluation of treatment in homozygous familial hypercholesterolemia. Pediatr Res 14:113.

5. Borberg N, Stoffel W, Oette K (1983) The development of specific plasmaimmunoabsorption. Plasma Ther Transfus Technol 4:459.
6. Saal SD, Parker TS, Gordon BR, Studebaker J, Hudgins LK, Ahrens EH jr, Rubin Al (1986) Removal of low-density lipoprotein in patients by extracorporeal immunoabsorption. Am J Med 80:583.
7. Thiery J (1988) Maximaltherapie der Hypercholesterinämie bei koronarer Herzkrankheit. Kombinationstherapie einer Plasmatherapie (HELP) mit HMG-CoA-Reduktasehemmern. Therapiewoche 38:3424.
8. Keller C (1991) LDL-apheresis: results of longterm treatment and vascular outcome. Atherosclerosis 86:1.
9. Schenck I, Keller C, Hailer S, Wolfram G, Zöllner N (1988) Reduction of Lp(a) by different methods of plasma exchange. Klin Wochenschrift 66:197.
10. Armstrong VW, Schleef J, Thiery J, Muche R, Schuff-Werner P, Eisenhauer T, Seidel D (1989) Effect of HELP-apheresis on serum concentrations of human lipoprotein(a): kinetic analysis of the post-treatment return to baseline levels. Eur J Clin Invest 19:235.
11. Kleophas W, Leschke M, Tschöpe D, Martin J, Schauseil S, Schottenfeld Y, Strauer BE, Gries FA (1990) Akute Wirkungen der extrakorporalen LDL- und Fibrinogenelimination auf Blutrheologie und Mikrozirkulation. Dtsch Med Wschr 115:7.
12. Schuff-Werner P, Schütz E, Seyde WC, Eisenhauer T, Janning G, Armstrong VW, Seidel D (1989) Improved haemorheology associated with a reduction in plasma fibrinogen and LDL in patients being treated by heparin-induced extracorporeal precipitation (HELP). Eur J Clin Invest 19:30.
13. Brown MM, Marshall J (1982) Effect of plasma exchange on blood viscosity and cerebral blood flow. Br Med J 284:1733.
14. Rubba P, Iannuzzi A, Postiglione A, Scarpato N, Montefusco S, Gnasso A, Nappi G, Cortese C, Mancini M (1990) Hemodynamic changes in the peripheral circulation after repeat low density lipoprotein apheresis in familial hypercholesterolemia. Circulation 81:610.
15. Slack J (1969) Risks of ischemic heart-disease in familial hyperlipoproteinemic states. Lancet II:1380.
16. Keller C, Spengel FA (1988) Changes of atherosclerosis of the carotid arteries due to severe familial hypercholesterolemia following long-term plasmapheresis, assessed by Duplex scan. Klin Wochenschr 66:149.
17. Hombach V, Borberg H, Gadzkowski A, Oette K, Stoffel W (1986) Regression der Koronarsklerose bei familiärer Hypercholesterinämie IIa durch spezifische LDL-apherese. Dtsch Med Wschr. 111:1709.
18. Yokoyama S, Yamamoto A, Hayashi R, Satani M (1987) LDL-apheresis; potential procedure for prevention an regression of atheromatous vascular lesion. Jap Circ J 51:1116.
19. Thompson GR, Myant NB, Kilpatrick D, Oakley CM, Raphael MJ, Steiner RE (1980) Assessment of long-term plasma exchange for familial hypercholesterolemia. Br J Heart 43:680.
20. Keller C, Schmitz H, Theisen K, Zöllner N (1986) Regression of aortic valcular stenosis due to familial hypercholesterolemia following plasmapheresis. Klin Wochenschr 64:338.
21. Thompson GR, Miller JP, Breslow JL (1985) Improved survival of patients with homozygous familial hypercholesterolemia treated with plasma exchange. Br Med J 291:1671.
22. The HELP Study Group. Persönl. Mitteilung.
23. Gruß M, Keller C, Spengel FA, Wolfram G, Zöllner N (1990) Coronarangiographisch und duplexsonographisch dokumentierter Verlauf atherosklerotischer Veränderungen bei 7 Patienten mit familiärer Hypercholesterinämie (FHC) unter Therapie mit extrakorporaler LDL-Elimination. Klin Wochenschr 68, Suppl XIX:82.